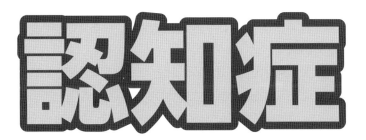

認知症
症例から学ぶ治療戦略
BPSDへの対応を中心に

木村 武実
国立病院機構菊池病院

フジメディカル出版

はじめに

　2012 年の厚生労働科学研究では、わが国の認知症高齢者は 462 万人と報告されました。したがって、現在はすでに 500 万人を超えていると予想されます。そして、団塊の世代が 75 歳以上になる 2025 年には 720 万人に達すると推計されています。この認知症患者の急増に対して、厚生労働省は、認知症の人の意思が尊重され、できる限り住み慣れた地域のよい環境で自分らしく暮らし続けることができる社会の実現を目指し、2015 年 1 月、「新オレンジプラン」を策定しました。

　本書の初版である『BPSD 症例から学ぶ治療戦略』を発刊して 5 年近くが経過しました。この間に、認知症の診断、治療、ケアに関するいろいろな知識の蓄積や施策の変更がありました。これらにより、初版の内容の一部に不具合が生じてきたため、改訂を行いました。また、書籍名も初版よりわかりやすいように、『認知症 症例から学ぶ治療戦略 － BPSD への対応を中心に－』に変更しました。新オレンジプランが目標としている、住み慣れたなじみの環境でその人らしく生活することのために、この書籍が少しでもお役に立てればと願うところです。

　さて、初版で推薦の辞をいただいた室伏君士先生が今年の 2 月 5 日にご逝去されました。室伏先生は、1977 年に開設された国立療養所菊池病院の初代院長として就任されました。先生は、開設当初から、近い将来必ず大きな社会問題になると考えられる老年期認知症患者への精神科医療と看護を先駆けて築くべく、高齢者病棟を設けられました。この未開拓な領域の診療において、精度ある診断や的確な薬物療法はもとより、特に認知症の障害を持った高齢者を支援するメンタルケアの開発を心がけられました。1979-1985 年厚生省神経疾患研究「老年期脳障害の発症機序・臨床・治療に関する研究」、1986-1987 年厚生科学研究「痴呆性老人の処遇改善に関する研究」、1988-1989 年厚生科学研究「痴呆疾患患者のケア及びケア・システムに関する研究」などの班長として研究を統括してこられました。これらの研究により、わが国で初めて認知症ケアの定義と理念を明確化し、「痴呆の人の心の向き（態度）を知り、それに沿った生き方を援助していく」として「なじみの人間関係」を背景にした「理にかなったケア」を提唱されました。現在、様々な認知症のケアが提唱されていますが、そのほとんどが「理にかなったケア」に基づいていると考えられます。おそらく、Kitwood も室伏先生の理念を展開して、「パーソン・センタード・ケア」に至ったのだと思います。したがって、室伏先生は、認知症ケアの祖といえるでしょう。

　室伏君士先生、ありがとうございました。謹んでご冥福をお祈り申し上げます。

2017 年 2 月

木村 武実

推薦の辞（初版）

室伏 君士
国立病院機構菊池病院 名誉院長

　本書の内容は、まず各種の認知症疾患（アルツハイマー病、脳血管性認知症、レビー小体型認知症、前頭側頭葉変性症）の解説（原因、症状、問題点）をわかりやすく述べている。

　次いで、認知症に伴う行動心理症状（BPSD：著者はこれに認知症高齢者での薬剤のある種の副作用や起こりやすい身体合併症の症状を含めている）に対し、高齢者の状態により回避すべき薬剤や特に慎重な投与を必要とする薬剤を挙げ、その投与の注意事項を記している。これら薬剤の減量や変更によって、みごとに改善した多数の自験例を述べ、納得させられる。特に、アルツハイマー病の老化の脳変性過程とは異なる前頭側頭葉変性症へのアリセプトの投与について、その BPSD が悪化することも多いとの指摘は、新しく留意すべきことであろう。

　さらに認知症へのケア（認知症全般、疾患別、個別の 3 つの視点から、BPSD に対する心理社会的アプローチ）の留意点を、「理にかなったメンタルケア」と「パーソン・センタード・ケア」の習熟をうたいながら述べている。アロマセラピーの自験例の検討は興味深い。

　一般に向精神薬のもつ固有作用は、神経伝達物質などの働きが関係した脳機能（欲動・情動、精神活動性、意識・覚醒性、知覚・思考・記憶の過程）の生物学的作用で表される各種の症状を、大まかには賦活（刺激・高揚）あるいは抑制（鎮静・低下）させる効果があり、その精神神経症状の中庸・安定化を治療で目指している。この際に精神活動性 Psychomotorik の関与する神経症状（パーキンソン症状などの錐体外路症状）や、知的実行能力の発揮の障害などが、生活に不都合な副作用（BPSD）として表されたりもする。

　また注目すべきは、この治療の際に出たその人の症状によい結果をもたらすような固有作用に、ただ薬剤を投与するだけでなく、さらによい方向づけをしてその人のためになるようにすることが必要である。そうすることが、まさにメンタルケアなのである。まだ人柄や知的能力が保たれていれば、ケアのもとでよい方向づけを自分で調整できたりもするが、認知症の場合はそれが不可能なので、個別や集団の仲間のかかわるメンタルリハビリテーションが同様に必要になったりする。したがって、メンタルケアは薬物治療の前（予防的）にも、特に薬物治療の最中（よい方向づけ）やその後（よい生き方をする）にも必要なのである。

　最後に、在宅でも施設・病院に入所中でも、かかりつけの主治医、介護者（看護師、PT・OT、介護士、特に家族介護者）や福祉サービスのケアマネージャーなどの連携が、認知症高齢者の処遇には大前提として必要であると著者は強調している。本書はこれらの人々に、認知症高齢者への対応（認知症の理解や薬の効能と介護ケアの留意点）が、わかりやすく読みやすく書かれており、内容も具体的で意味深く、広く読まれることを推奨する。

目 次

はじめに……………………………………………………………………………… 2

推薦の辞（初版）…………………………………………………………………… 3

プロローグ………………………………………………………………………… 8

第Ⅰ章　認知症総論

1. 脳の構造と働き ……………………………………………………… 10

2. わが国の認知症患者数……………………………………………… 12

3. 認知症の症状 ………………………………………………………… 13

4. 治る認知症 ＜症例と解説 1〜6＞ ………………………………… 15

5. 認知症＝アルツハイマー型認知症？……………………………… 20

　　1）アルツハイマー型認知症（AD）とは ……………………… 20

　　2）脳血管性認知症（VD）とは ………………………………… 25

　　3）レビー小体型認知症（DLB）とは ＜症例と解説 7＞ …… 26

　　4）前頭側頭葉変性症（FTLD）とは ＜症例と解説 8＞ …… 31

　文献（Ⅰ章）…………………………………………………………… 36

第Ⅱ章　BPSDの実態

1. BPSDの見極め ＜症例と解説 1〜4＞ …………………………… 38

2. BPSDの頻度と症状 ………………………………………………… 42

3. BPSDの原因 ………………………………………………………… 43

　　1）薬剤性BPSD ＜症例と解説 5〜13＞ ……………………… 43

　　　　高齢者では回避することが望ましい薬剤（1）……………… 51

　　　　高齢者では回避することが望ましい薬剤（2）……………… 52

　　　　高齢者では回避することが望ましい薬剤（3）……………… 53

　　　　高齢者の病態により回避すべき薬剤 ……………………… 54

　　　　高齢者の安全な薬物療法ガイドライン …………………… 55

　　　　抗コリン・リスクスケール ………………………………… 55

　　2）身体的要因によるBPSD ＜症例と解説 14〜19＞ ……… 57

　　3）介護・環境要因によるBPSD ＜症例と解説 20〜26＞ … 61

　文献（Ⅱ章）…………………………………………………………… 67

第Ⅲ章　BPSDの治療

1. BPSDの生物学的原因の早期発見と対応 ……………………………………… 70

2. BPSDに対する心理社会的なアプローチ ……………………………………… 72

   1）認知症ケアの原則 ……………………………………………………………… 72

   2）認知症ケアの歴史 ……………………………………………………………… 74

      理にかなったケア …………………………………………………………… 75

      パーソン・センタード・ケア ……………………………………………… 79

   3）前頭側頭葉変性症、レビー小体型認知症に対するケア ………………… 80

      前頭側頭葉変性症 …………………………………………………………… 80

      レビー小体型認知症 ………………………………………………………… 82

   4）個々に対応するナラティブケア …………………………………………… 84

   5）認知症ケアのまとめ ………………………………………………………… 85

3. BPSDの生物学的治療 …………………………………………………………… 86

   1）抗精神病薬、ドネペジル、抑肝散の限界 ………………………………… 86

   2）後期高齢者に優しい生物学的治療 ………………………………………… 87

      セロトニンの生理的活性化 <症例と解説 1〜2> ……………………… 88

      ラベンダーによるアロマセラピー <症例と解説 3〜4> ……………… 90

      フェルラ酸・ガーデンアンゼリカ抽出物 <症例と解説 5〜8> ……… 93

      タンドスピロン <症例と解説 9〜10> ………………………………… 96

   3）BPSDに対する抗精神病薬治療 <症例と解説 11〜12> ………………… 98

   4）第二世代アルツハイマー型認知症治療薬のBPSDに対する可能性 ……103

      ガランタミン <症例と解説 13〜15> ……………………………………103

      メマンチン <症例と解説 16〜18> ………………………………………104

      リバスチグミン貼付剤 <症例と解説 19〜22> …………………………105

   5）認知症高齢者のうつ状態、アパシーに対する薬物療法 …………………108

      うつ状態 <症例と解説 23〜24> …………………………………………108

      アパシー <症例と解説 25〜27> …………………………………………110

4. BPSD治療戦略のまとめ …………………………………………………………113

  文献（Ⅲ章） ……………………………………………………………………………114

第Ⅳ章　BPSDの治療連携 ·· 120
　　文献（Ⅳ章）··· 122

エピローグ ·· 125

＜こぼれ話＞
1. 睡眠不足は認知症リスク ······································· 19
2. 米国の姥捨て ··· 68
3. レビー小体型認知症で霊体験？ ································· 68
4. 前頭側頭型認知症の発症により芸術的能力が高まる ··············· 85
5. 認知症と熟年離婚 ··· 113
6. Around 50の認知症予防に関する考察 ·························· 116
7. 口腔ケアで認知症予防 ··· 117
8. 米国神経学会 ··· 118
9. 英国の姥捨て ··· 118
10. 40歳以上の万引きの20%はピック病 ·························· 122
11. 認知症予防法により学力アップ ······························· 123
12. アミロイド米で認知症予防？ ································· 124

［付 録］
・もの忘れ外来問診票 ··· 126
・「レビー小体型認知症」診断のためのチェックリスト ················· 127
・「前頭側頭葉変性症」診断のためのチェックリスト ··················· 128

索 引 ·· 130

プロローグ

　山田さんは高校の英語教諭でした。定年後 10 年間は塾の講師として働いていました。その後は、あまり外出せず、新聞や本を読んだり、テレビを観たりして過ごしていました。73 歳頃から、電話で依頼された奥様への伝言を忘れたり、2 日前に孫が来たのを覚えていなかったりしました。奥様は少し戸惑いましたが、「年」のせいだろうと思い、そのままにしていました。75 歳の時、近くのコンビニへ買物に行きましたが、道に迷ってしまい、警察に保護されました。奥様は驚いて、かかりつけ医に相談したところ、専門医がいる総合病院の神経内科を紹介されました。その病院では、問診、神経学的診察、血液検査、尿検査、心電図、脳波、心理検査、頭部 MRI だけでなく、脳血流 SPECT 検査、MIBG 心筋シンチグラフィー、ドパミントランスポーターシンチグラフィー（ダットスキャン）まで受けて、アルツハイマー型認知症と診断されました。主治医から「アルツハイマー型認知症の薬は 4 種類ありますが、一番使用されているのは○○○○○ですので、これを処方します」と言われ、○○○○○の投与を受けました。特に何も変わりはなかったので、2 週後に増量されました。すると、イライラが出てきて、不眠がみられるようになりました。そのことを主治医に伝えたところ、主治医は、○○○○○増量で精神症状が良くなるという研究論文を思い出し、「○○○○○を増やすとそのようなイライラがよくなりますので」と言って、さらに増量しました。しかし、主治医の言葉どおりには改善せず、かえって、イライラが増悪し、行ったり来たりして落ち着かず、易怒的になって大声を出し、奥様に暴力をふるうこともありました。それに対して、主治医は「○○○○○はもの忘れの薬なので山田さんには欠かせません、しかし、暴力は困りますので、それに対する薬を追加しましょう」と言って、精神症状の改善によく使われるリスペリドン 0.5mg/ 日の処方を受け、2mg/ 日まで増量されました。リスペリドンの追加によって、大声や暴力はなくなりましたが、表情は暗く、よだれがみられ、転びやすくなり、食事と手洗い以外は何もしなくなりました。奥様も頭を抱えてうつ状態になり、娘さんに山田さんの介護を依頼しました。

　神経内科の主治医は、研究論文による科学的根拠に基づいて治療を行っていました。それでは、いったい何が問題だったのでしょうか。この答えは、本文をお読みいただければ、自ずとおわかりになることでしょう。

I. 認知症総論

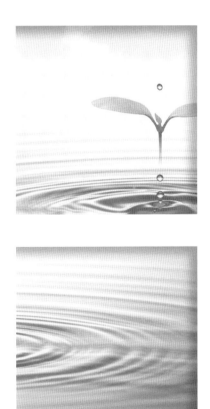

I. 認知症総論

1. 脳の構造と働き

　脳には千数百億の神経細胞があり、複雑な回路で結合しています。神経細胞は生下時から増加せず、30歳頃より10～20万個/日ずつ減少し、新しく神経細胞が生まれることはないといわれてきました。ところが、1998年、Erikssonらは、成人脳の海馬の一部で神経細胞が新生することを発見し[1]、神経細胞新生には、適切な栄養、運動、睡眠、脳の活性化が重要であることがわかりました。これらのことが、認知症予防につながるといわれています。

　1個の神経細胞は、細胞体、樹状突起、軸索から構成されています。1番目の神経細胞からの情報は、細胞の軸索から2番目の神経細胞の樹状突起を通して2番目の神経細胞体に伝わります。その細胞体で処理された情報は、さらに2番目の神経細胞の軸索と3番目の神経細胞の樹状突起を介して3番目の細胞体に伝達します（図1）。ここで、軸索から樹状突起に情報を伝える部分がシナプスです。シナプスは軸索終末の膜と樹状突起膜の間に形成される狭い隙間で、軸索終末に情報がくると、微量の神経伝達物質が分泌され、樹状突起側の神経細胞に情報が伝達されます（図2）。したがって、脳の活動では、シナプスが非常に重要な役割を果たしているのです。アルツハイマー型認知症では、まずこのシナプスが障害されて、神経細胞の機能が低下します。

　脳を大きく分けると大脳と脳幹になります。大脳は前から前頭葉、側頭葉、頭頂葉、後頭葉に分かれ（図3）、脳幹は上から中脳、橋、延髄があり、その下が脊髄です（図4）。脳の主な役割は、①ものを考える、②感情を持つ、③生命維持の3つです。大脳が①、②に、脳幹が③に、それぞれ関与しています。大脳のうち、側頭葉、頭頂葉、後頭葉は外からのいろいろな情報を五感で集めて整理し、脳の総司令部である前頭葉に送ります。前頭葉では、その情報をもとに「今どうすべきか」を判断・決断して、身体のいろいろな筋群に指令を送ります。例えば、横断歩道を渡ろうとして右を見たら、20m先から車が走ってきているとすると、まず「車が走ってきている」という眼から入ってきた視覚が後頭葉に送られ、「車が自分の方にどんどんと近づいている」という整理された情報が前頭葉に転送されます。前頭葉では、これまでの経験・知識をもとに「このまま進んだら車にぶつかるから、止まらないといけない」と判断して、四肢の筋群に「止まれ」と命令して、いったん停止することになります。大脳はこれを瞬時に行っているわけです。小脳では、大脳からの大まかな運動命令を細かく調整して、微妙な運動や体のバランス保持に関与しています。したがって、小脳が障害されると、フラフラして歩けなくなります。一方、脳幹は呼吸や心臓の活動、体温調節、睡眠・覚醒リズムなどにかかわり、生命を維持しています。大脳が障害されても、脳幹が正常に働いていれば植物状態ながらも生命は維持できますが、脳幹が障害されると死に至ります。

I. 認知症総論

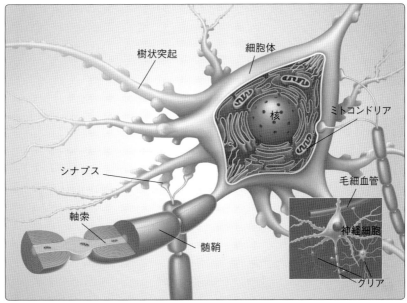

図1 神経細胞 　　　　　　　　　　　　（理化学研究所脳科学総合研究センター）

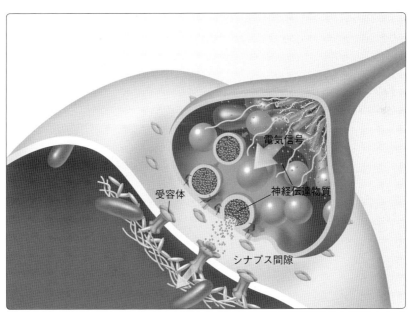

図2 シナプス 　　　　　　　　　　　　（理化学研究所脳科学総合研究センター）

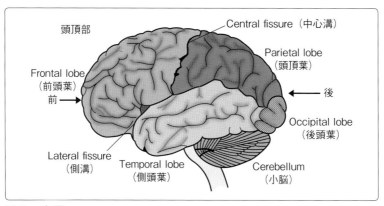

図3 大脳

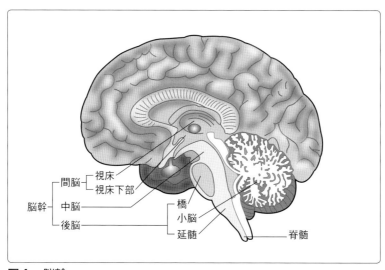

図4 脳幹

2. わが国の認知症患者数

2012年にこの書籍を発刊した時は下記の内容でした。

＊ ＊ ＊ ＊ ＊ ＊ ＊ ＊ ＊ ＊ ＊ ＊ ＊ ＊

　認知症高齢者が増加しているということを、読者の方々は実感していらっしゃると思いますが、どの程度かというのはなかなか明らかではありません。新聞やテレビなどのメディアは、日本の認知症患者数が「200万人を超えた」と言っているのを時々みかけます。確かに、1994年の厚生労働省の試算によると、2012年のわが国の認知症患者数は230万人であり、「200万人を超えた」というのは、あながち間違いではなさそうです。しかし、2010年の厚生労働省科学研究による全国6カ所の調査によると（**表1**）、65歳以上の認知症患者さんは約14％であり、7人に1人が認知症ということになります。これをもとに概算すると、日本の現在の認知症患者数はなんと400万人に達することになり

表1 2010年度厚生労働省科学研究

	65歳以上人口 （人）	高齢化率 （%）	参加率 （%）	認知症有病率 （%）
新潟県上越市	53,171	26.2	53	20.2
茨城県利根町	4,707	26.7	68	14.0
愛知県大府市	14,515	17.2	60	12.4
大分県杵築市	10,102	30.9	53	15.3
島根県海士町	924	38.0	76	15.7
佐賀県伊万里市	554	30.7	79	14.9

（週刊医学界新聞2011年5月23日号, p1）

ます。1カ所だけの調査であれば、信憑性は低いのですが、6カ所の調査をまとめたものなので、これだけでも十分説得力があります。さらに、福岡県の久山町研究では、1985年、1992年、1998年、2005年に、65歳以上の高齢者を対象として認知症の有病率調査が行われました。各調査の受診率は92〜99%と極めて高いものでした。認知症有病率を病型別にみると、脳血管性認知症（VD）は1985年が2.4%、1992年が1.7%、1998年が1.5%と減少傾向でしたが、2005年は2.2%と増加しました。一方、アルツハイマー型認知症（AD）の有病率はそれぞれ1.4%、1.4%、2.8%、4.1%と1988年から連続的に有意な上昇がみられました。全認知症の発症率（対1,000人／年）は39.7であり[2]、これをもとに概算すると、わが国の認知症患者数はやはり400万人になります。このように、まったく別々に行った研究で同じ数字が算出されたということは、この数字がほぼ間違いないことを示しています。1994年の厚生労働省の予想では400万人になるのは2040年でしたので、予想をはるかに上回り、30年も早いペースでわが国の認知症患者数が激増していることがわかります。

＊ ＊ ＊ ＊ ＊ ＊ ＊ ＊ ＊ ＊ ＊ ＊ ＊ ＊ ＊

　その後、朝日新聞は、上記の厚生労働省科学研究をもとに、2013年6月1日の1面で、「認知症高齢者462万人、65歳以上の15%、予備軍も400万人」と報じました。現在（2017年）は、4年も経過しているので、500万人を超えていると考えられます。そして、2025年には700万人を突破すると予想されています。

3. 認知症の症状

　認知症では記憶障害がみられますが、それだけではなく様々な症状が出現します。その症状は、中核症状と周辺症状に大別することができます（図5）。

　中核症状は、認知症がある程度進行するとすべての患者さんにみられる症状で、①記憶障害、②

中核症状	周辺症状
記憶障害 見当識障害 実行機能障害	幻覚・妄想 抑うつ・アパシー 不安・焦燥 暴言・暴力 徘徊 食行動障害

図5 認知症の症状

見当識障害、③実行機能障害などが挙げられます。①は簡単に言うと、もの忘れです。この障害がある方は、例えば10分前に朝ごはんを食べたことを忘れて「まだ、朝ごはんを食べていない」とおっしゃいます。②では、初期に日時がわからなくなります。「月」よりも、毎日変わる「日」の方が早くわからなくなります。③というのは聞きなれない症状だと思います。軽度のアルツハイマー型認知症にみられる実行機能障害として、用事を正確に伝えられない、適切な交通手段が使えない、適切な買い物ができない、薬の管理ができない、家事がこなせない、などが挙げられています[3]。この障害がある患者さんは、仕事や家事がスムーズにできなくなり、日常生活に支障をきたします。主婦の場合は、家事のなかで、まず料理が苦手になります。料理では、献立を考え、その料理に必要な食材を買い求め、それを調理して味付けを吟味し、見ばえ良く盛り付けるという多くのプロセスが必要であり、これは実行機能そのものなのです。したがって、実行機能に障害がでてくると、味の加減がわからなかったり煮込みすぎたりして濃い味の料理になる、肉が入っていないカレーを作る、料理の数が減って煮つけが多くなる、などがみられるようになります。さらにひどくなると、料理ができなくなり、お惣菜ばかりが食卓に並びます。したがって、記憶障害だけであれば、日常生活にはあまり支障はありませんが、見当識障害や実行機能障害が出現すると、日常生活に支障をきたすことになります。認知症の認知機能障害と年齢相応の認知機能低下の大きな違いは、認知症の場合は日常生活に支障がありますが、年齢相応の場合は支障がないということです。すなわち、高齢者で記憶障害に加えて、見当識障害と実行機能障害がみられるようになれば、認知症を疑ってみる必要があります。

　一方、周辺症状は認知症患者さんすべてに認められるわけではなく、患者さんの性格、生活史や現在の生活・ケア状況などによって、その出現が左右されます。症状としては、幻覚、妄想、抑うつ、不安、焦燥、介護抵抗、暴言・暴力、攻撃性、徘徊、食行動障害、不眠、アパシー（意欲がなく、何事にも無関心になる）などがみられます（**図5**）。そのため、認知症患者さんを介護するうえで、より負担になるのは中核症状よりも周辺症状なのです。この周辺症状を、近年はBPSD（Behavioral and Psychological Symptoms of Dementia：認知症の行動・心理症状）と呼ぶようになりました（ただし、BPSDにはせん妄は含まれない）。

　現段階では、中核症状を改善するのは困難ですが、BPSDをコントロールすることは可能です。

14

I 認知症総論

しかも、BPSD は介護を困難にしている最大の要因ですから、これをコントロールすることは居宅介護を継続するうえで極めて意義深いといえます。したがって、認知症治療者・介護者にとっては「BPSD をどのようにコントロールするか」ということは、喫緊の課題となっています。

4. 治る認知症

認知症は、いわゆる治る認知症と本当の認知症疾患に分かれます。治る認知症としては、甲状腺機能低下症、呼吸器疾患による低酸素症、糖尿病による高血糖、あるいは糖尿病治療薬による低血糖、胃切除後のビタミン欠乏、電解質異常などの内科的な疾患が挙げられます。神経系の疾患としては、脳・髄膜炎、脳腫瘍、特発性正常圧水頭症、慢性硬膜下血腫、一過性てんかん性健忘などがあります。また、高齢者の場合は、発熱、感染、脱水でも認知機能が低下します。しかし、一番多いのは薬剤による認知機能障害です。そこで症例を提示して解説していきます。

症例1　　86歳、女性

1カ月前からもの忘れがあるということで、当院を受診されました。Mini-Mental State Examination（MMSE：国際的に使用されている認知機能検査、30点満点で23点以下が認知症疑い）は、19点と確かに軽度認知症レベルでした。血液・尿検査、頭部 MRI 検査では異常はありませんでした。そこで、服用している薬剤を調べると、エチゾラム 0.5mg 錠を毎食後 1 錠ずつ飲んでいらっしゃいました。2カ月前に「頭が痛い」ということでかかりつけ医を受診し、頭痛薬の処方を受けましたが、「ぜんぜん効かない」と言ったところ、このエチゾラムを処方されたということでした。エチゾラムを1週間に1錠ずつ減らして中止したところ、もの忘れは消失し、MMSE は 29 点になりました。

> 解説▶エチゾラムはよく使われる抗不安薬です。したがって、症例1のような患者さんは珍しくありません。なかには、エチゾラム3錠を処方され、昼間眠気があってウトウトして夜間に眠れなくなったため、眠前にもエチゾラムが追加された方もいます。高齢者以外の人では、エチゾラム 1.5mg/日により認知機能が障害されることはほとんどありませんが、高齢者、特に 80 歳以上の場合は認知機能低下をきたしますので要注意です。それから、エチゾラムは作用時間が比較的短い抗不安薬ですので、3錠をいきなり中止すると不安、イライラ、抑うつなどの精神症状や、頭痛、発汗、振戦、動悸などの身体症状が離脱症状として出現することがありますので、漸減して中止しなければいけません。

症例2　　83歳、男性

2カ月前から胃痛があり、だんだんと悪化したため、3週間前にある消化器内科医院を受

診しました。内視鏡検査により、胃潰瘍と診断され、薬剤の投与を受けましたが、2週間前からもの忘れが目立ってきたため、当院を受診されました。認知機能検査のMMSEは22点でした。血液・尿検査では特に変化はなく、頭部MRI検査では軽度の大脳萎縮がみられましたが、年齢相応でした。服用薬を調べると、ファモチジン20mg錠を朝・夕食後に1錠ずつ飲んでいらっしゃいました。そこで、ファモチジンをラベプラゾール10mg/日に変更したところ、もの忘れは目立たず、MMSEは28点になりました。

　　解説▶消化性潰瘍の薬はいろいろありますが、その中でもファモチジン、シメチジンなどのH₂ブロッカーは抗コリン作用が強いため、高齢者では認知機能低下をきたすことがあります。アルツハイマー型認知症では、脳内の神経伝達物質であるアセチルコリンが減少します。アセチルコリンは認知機能に関係するため、この減少は認知機能の低下を招きます。したがって、抗コリン作用の強度な薬剤は、高齢者にもの忘れをきたすことになります。高齢者の消化性潰瘍には、H₂ブロッカーよりもプロトンポンプ阻害薬であるラベプラゾールやランソプラゾールなどが、認知機能の面では安全だといえます。一方、プロトンポンプ阻害薬の長期投与は、認知症と骨粗鬆症・骨折のリスクを増加させるとの臨床研究が報告されました。したがって、この阻害薬の使用もできるだけ短期間に制限する必要があります。

　　高齢者の方はいくつかの身体合併症を持っていることが多く、複数の薬剤を服用していることがあり、なかには10種類以上の薬剤が処方されている人もいます。この点を考慮すると、高齢者は薬剤よりなんらかの認知機能に対する影響を受けていることが多く、その一部が認知症症状をきたし、またその一部の人だけが専門医療機関を受診していると推測されます。したがって、多くの高齢者が薬剤による認知機能低下の影響を受けながらも、それに気付かれず処方され続けられているわけです。もの忘れ外来では、薬剤を綿密に調べることは必須ですが、それにとどまらず、処方を受けている高齢者のみなさんの薬剤をチェックするシステム構築が必要だと思います。2016年の診療報酬改定では、そのシステム作りの第一歩が始まりました。また、かかりつけ医の先生に、後で述べる「高齢者では注意すべき薬剤」について、周知させることが先決だと思います。

　　次に、身体合併症による症例をお示しします。

症例3　　74歳、女性

　6カ月前からもの忘れを自覚し、最近心配になり当院を受診されました。MMSEは29点であり、見当識障害、実行機能障害はなく日常生活に支障はなかったため、年齢相応の認知機能低下と説明しました。それから7カ月後、もの忘れが悪化したため、再受診されました。MMSEは22点と軽度認知症レベルでした。頭部MRIは前回と変わりはありませんでしたが、血液検査ではCRPが上昇、尿検査では白血球が増加し、細菌が認められました。膀胱炎と診断し、抗菌薬のレボフロキサシン500mg/日を1週間投与しました。1週後の来院

16

時には膀胱炎の所見はなく、MMSE は 29 点に回復していました。

解説▶甲状腺機能低下症や糖尿病による高血糖などで、認知機能が低下することはよく知られていますが、この患者さんのように膀胱炎や肺炎などで同様なことが起こることはあまり知られていません。そういう意味でも、もの忘れ外来では血液検査だけではなく、尿検査や胸部 X 線検査などが必要です。高齢者の膀胱炎は発熱がなく非定型であり、知らず知らずに罹患していることがしばしばあります。もの忘れ外来でなくても、高齢者には定期的に尿検査を行う必要があります。

症例 4　　84 歳、男性

1 年前、しまい忘れ、置き忘れがありましたが、日常生活には支障はありませんでした。1 カ月前から、もの忘れが急激に悪化し、浴室で放尿したり、更衣ができなかったりして ADL も低下したため、かかりつけ医を受診し、当院に紹介されました。診察時は、同伴者の娘もだれかわからず、質問に対しても自分の名前を答え続けました。このような状態のために認知機能検査はできませんでした。血液・尿検査では問題はなく、頭部 CT では慢性硬膜下血腫が認められました。その後、総合病院の脳神経外科で穿頭血腫洗浄ドレナージ術を行ってもらい、認知機能は改善しました。

解説▶高齢者は転倒しやすく、頭部を打撲することもしばしばあります。特にアルコール依存症の高齢者は転倒、頭部打撲が多く、慢性硬膜下血腫の有病率が高いようです。また、高齢者では、血栓や塞栓の予防のためにアスピリンやワルファリンを服用している方も多いため、重度の頭部打撲でなくても、頭蓋骨と脳との間の血管が破綻して少しずつ出血して血腫を形成することがあります。したがって、高齢者では慢性硬膜下血腫の頻度が高く、もの忘れ外来でも 100 人に 1 人ぐらいはみられます。この血腫が脳を外側から圧迫して、認知機能障害だけでなく、歩行障害、四肢の麻痺などの運動障害をきたします。もの忘れ外来診察時は、このような神経症状にも注目する必要があります。

症例 5　　70 歳、女性

8 カ月前、もの忘れが目立ち、つまずきやすくなり、頭痛もみられました。3 カ月前、動作が鈍くなり、元気がなく、しばしば転倒するようになり、1 カ月前に腰椎圧迫骨折と診断されて、整形外科病院で入院加療を受けました。しかし、1 カ月経っても歩行できず元気がないため、当院を受診しました。MMSE は 22 点であり、臨床的には認知機能低下、歩行障害に加え、失禁もみられました。頭部 MRI 検査では、側脳室が開大し高位円蓋部が狭小化し、脳脊髄液の局所的貯留が認められたため（**図 6**）、特発性正常圧水頭症と診断しました。紹介した脳神経外科で、タップテスト（腰椎穿刺して 20 〜 40mL の脳脊髄液を排除）によ

り歩行障害が軽快したため、シャント手術を行いました。すると、歩行障害は改善し、テレビを観る、家事を手伝うなど、意欲も出てきて、MMSEは27点に改善しました。

解説▶特発性正常圧水頭症の原因はよくわからないのですが、脳脊髄液の脳内の循環や血管系への吸収が障害され、脳脊髄液が脳室内に貯留して脳を外側に向けて圧排する病態です。それにより、臨床的には認知機能低下、歩行障害、失禁などの症状をきたしますが、アパシーもよくみられます。特発性正常圧水頭症の高齢者における有病率は1.1%と推定されています。もの忘れ外来では、症例4の慢性硬膜下血腫と同様に見逃してはいけない重要な疾患ですので、主症状を念頭に画像検査をして精査する必要があります。

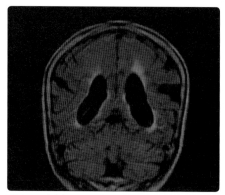

図6　症例5の頭部MRI

症例6　　65歳、男性

6カ月前からのもの忘れのために当院を受診しました。MMSEは29点で、認知機能に問題はありませんでした。妻は「全部忘れているわけではないが、部分的に忘れている」「時々ボーッとしていることがある」と、本人は「もの忘れの自覚はない」「バイクを運転している時に周りの風景が変わる」と言いました。頭部MRI検査上、特変はありませんでしたが、睡眠脳波では左側頭葉に棘波が認められたため、側頭葉てんかんと診断しました。抗てんかん薬のレベチラセタム1000mg/日の投与により、部分的なもの忘れやボーッとしていることはなくなりました。

解説▶てんかんは小児でよくみられる印象がありますが、実際は高齢者の方が多いのです。高齢者では、運動性のけいれん発作は少なく、意識が短時間なくなる複雑部分発作が多いので、てんかんは少ない印象があるのかもしれません。患者さんは、発作時および発作後しばらくは意識がありませんので、その間の記憶がなく、家族からするともの忘れが始まったと思われるのでしょう。てんかん患者さんの場合は、認知機能検査中に発作がなければ検査結果は問題なく、一方で発作を窺わせるようなエピソードがありますので、これをしっかり聴取する必要があります。この患者さんの場合は、バイクの運転中に発作が起きたので、周囲

の風景が変化したように見えたのだと思います。頭部 MRI 上、海馬を含めた側頭葉に特変がなければ抗てんかん薬で発作はコントロールできます。抗てんかん薬として、従来カルバマゼピンが用いられてきましたが、時々眠気、ふらつき、発疹などの副作用がみられました。最近、市販されるようになったレベチラセタムはそのような副作用は少なく、高齢者でも安全に使用できます。

　ここに挙げました 6 症例のような「治る認知症」は、なるべく早く見つけて治療しなければなりません。それによって「もう認知症だから治らない」とあきらめていた状態が改善するわけです。したがって、もの忘れの症状が出現したら、まずは、かかりつけ医の先生に薬剤と身体を的確にチェックしてもらうことが必須です。

こぼれ話①

睡眠不足は認知症リスク

　睡眠不足によりインスリン感受性が低下し、血糖値が上がります。また、4 時間睡眠は 8 時間睡眠と比べると早朝や午前中の血圧が上昇します。このように、睡眠が不足すると、高血圧、糖尿病のリスクが高まります。最近では、うつ状態も起こりやすいといわれています。この高血圧、糖尿病、うつ状態は認知症のリスクになることがすでに明らかになっています。動物実験では、ラットを 3 日間眠らせないとストレスホルモンである糖質コルチコイドが上昇し、海馬の神経細胞の新生が抑制されます。アルツハイマー型認知症モデルマウスでは、睡眠中に脳内のアミロイドが減少して覚醒中に増加し、睡眠時間の短いマウスでは脳内にアミロイド沈着が増加することがわかりました。したがって、睡眠不足は認知症の原因になることが推察されますので、睡眠を十分にとる必要があります。ただし、寝過ぎも認知症のリスクになるので、7 時間前後が適切だと思います。

　また、睡眠が不足すると、グレリンという食欲増進ホルモンが過剰に分泌されます。それによって、食欲が増し、たくさん食べるようになって太ります。40 代の肥満も認知症のリスクになりますので、やはり睡眠を十分とりましょう。

5. 認知症＝アルツハイマー型認知症？

　「認知症＝アルツハイマー型認知症」と思ってらっしゃる方もいるかもしれませんが、そうではありません。認知症にはいろいろな疾患があり、変性疾患と血管性疾患に大きく分類されます。変性疾患の原因は不詳ですが、脳の神経細胞が徐々に減少し脳が萎縮して、神経症状や精神症状が出てくる病気です。この変性疾患には、アルツハイマー型認知症（AD）、レビー小体型認知症（DLB）、前頭側頭葉変性症（FTLD）などがあります。血管性疾患は、脳梗塞、脳出血の後遺症として症状がみられる病気で、認知症が現れる場合は脳血管性認知症（VD）と呼びます（**表2**）。しかし、DLB や FTLD はあまり周知されていないせいか、一般医の先生のなかには、改訂長谷川式簡易知能評価スケールが 19 点以下、あるいは MMSE が 23 点以下で、頭部 CT や MRI の画像に脳血管病変が目立たなければ、AD と診断される方がいらっしゃいます。認知症＝ AD ではなく、また VD 以外にも DLB や FTLD などがあるわけです。それぞれの認知症疾患に対してケアの仕方、薬剤の使い方が異なります。AD に非常に適した薬剤だからといって、他の疾患に良いとは限りません。かえって逆効果かもしれません。例えば、湿疹ができたからといっていつもステロイド性の軟膏を塗布すればよいというわけではありません。湿疹はいろいろなことが原因で起こりますので、その原因に基づいた治療を行う必要があります。したがって、もの忘れがあったらすぐに AD と診断するのではなく、正確な認知症の診断を行い、その疾患に応じたケア、薬物療法を行うべきです。

　それでは、4 つの認知症疾患について概説したいと思います。

1）アルツハイマー型認知症（AD）とは

　AD は、認知症のなかで一番多い疾患です。1906 年、ドイツの精神科医の Alois Alzheimer が、嫉妬妄想から認知症をきたして 55 歳で亡くなった女性（Deter Auguste）の脳組織に、神経細胞脱落、老人斑、神経原線維変化という病理像を認め、ドイツ精神医学会で症例報告を行いました。その後、精神医学の祖である Kraepelin が、この症例に対して AD と命名しました。当時は、非常にまれな病気と考えられていました。しかし、1970 年代、人口の高齢化による認知症患者の増加に伴い、AD が注目されるようになりました。

表2　認知症の分類

1. 変性疾患
   アルツハイマー型認知症
   レビー小体型認知症
   前頭側頭葉変性症
2. 血管性疾患
   脳血管性認知症

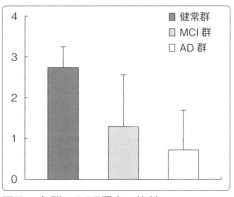

図7　各群のBST得点の比較

　臨床的には、まず記憶障害が出現しますが、この段階は認知症レベルとはいえません。さらに、時間の見当識障害、実行機能障害が付加されて初めて認知症を発症したと考えられます。しかし、ADの認知機能低下の進行は緩徐ですので、発症時期がはっきりと特定できないことが多いようです。ADの患者さんは、記憶障害の認識はあっても、それを取り繕うことがあります。例えば、夫婦のうち奥様が患者さんであれば、ご主人は「家内はもの忘れがひどくて、家事なら洗濯物を畳むぐらいしかできない」と言われても、当の患者さんは「もの忘れはあるけど、掃除、洗濯だけではなく、料理もきちんとやっている」と主張されます。この取り繕いは、ただ単に患者さんが嘘を言っているというわけではありません。本人にとっては、今までできたことが段々とできなくなっていく、その喪失感・不安感をなんとか克服して前向きになり、自分の尊厳を維持していこうという姿勢を取り繕いから読み取ることができます。中核症状以外では、もの盗られ妄想、うつ状態、不安・焦燥、不眠などのBPSDがみられることがあります。ADの初期には頭頂葉から萎縮しますが、進行して前頭葉まで萎縮すると、児戯性、易怒・攻撃性、暴言・暴力などが出てきて、介護負担は高まります。ADの初期・中期では、運動障害、反射の異常などの神経症状はみられませんが、7～8割の患者さんで嗅覚障害がADの初期から認められます。

　筆者は、ADの嗅覚障害に着目し臨床研究を行いました。対象者は、AD患者31名、軽度認知障害（mild cognitive impairment: MCI/認知症と年齢相応の認知障害の間の状態で、認知症の前駆状態）18名、高齢健常者31名です。まず、3つの匂いによるbrief smell test（BST）を作成しました。3つの匂いの試料はカレー粉、香水、酢であり、それぞれエスビー食品の特製ヱスビーカレー粉、イヴ・サンローランの香水（Baby Doll）、ミツカンの穀物酢を用いました。各々の試料1gを3つの蓋付き小瓶に別々に入れて準備し、それぞれの小瓶の蓋を外して対象者に匂いを2秒間嗅いで、何の臭いかを返答していただきました。正答した場合は1得点とし、3点満点としました。その結果、BSTの平均得点は、健常群が2.74 ± 0.51点、MCI群が1.28 ± 1.27点、AD群は0.71 ± 0.97点であり、MCI群とAD群は健常群に比べて有意に低値でした（$p < 0.0001$）（図7）。BSTのAD群と健常群とのカットオフ値を1/2、すなわち1点以下がAD疑いとすると、感度は82.9%、特異度は96.8%

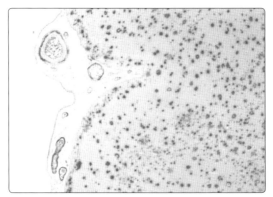

図8 老人斑のアミロイドβ蛋白質（赤）
（表紙カバーのカラーイメージ参照）

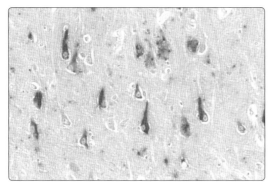

図9 神経原線維変化（赤）
（表紙カバーのカラーイメージ参照）

でした。また、MCIとADの患者群と健常群とのカットオフ値を2/3、すなわち2点以下がMCI＋AD疑いと設定すると、感度は83.7％、特異度は77.4％でした。このことからAD患者だけでなく、その前段階であるMCI患者においても、すでに嗅覚障害をきたしていることが判明し、MCIの嗅覚障害を評価するうえで、BSTが有用であることが明らかになりました[4]。高齢者ではBSTのような簡単な嗅覚検査を定期的に行うことで、認知症予備群をスクリーニングできる可能性が期待できます。

　ADで、なぜ神経細胞が消失するかについて、研究が進められてきました。1984年にGlennerらがAD脳でみられる老人斑からアミロイドβ蛋白質（アミロイド）を発見しました[5]。1992年、Hardyらはアミロイドが神経細胞を破壊して脳が萎縮するとして、アミロイドがADの原因蛋白質と考え「アミロイドカスケード仮説」を提唱しました[6]。ADの患者さんの死後脳を免疫染色して顕微鏡で観察すると、Alzheimerが指摘した老人斑と神経原線維変化が観察されます。図8の赤い斑点は、大脳皮質の神経細胞の外にアミロイドが沈着した老人斑です。このように、ADでは無数の老人斑が認められます。老人斑のアミロイドが神経細胞のシナプスを傷害して神経細胞を消失させ、

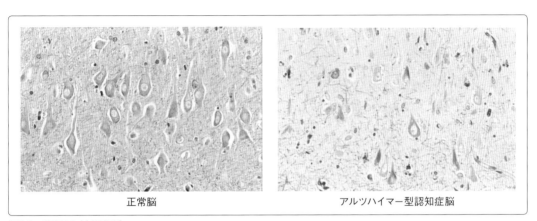

図10 海馬の神経細胞

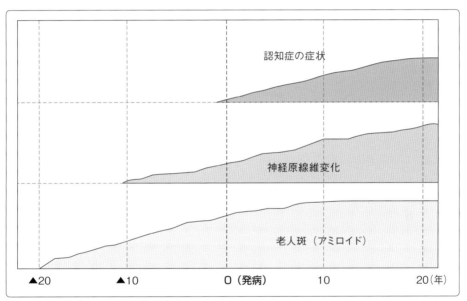

図11 病理学的変化の時間的推移

アルツハイマー型認知症の特徴である脳内の老人斑は、実際に認知症の症状が出始める20年も前から蓄積が始まっていることがわかってきた。さらに10年遅れで神経原線維が侵され始め、発病を0年とすると、放っておけばそこから10年〜15年で末期を迎えるという。

(田平 武・元 国立長寿医療センター研究所長)

脳が萎縮して認知機能低下を招くわけです。図9の神経細胞のなかに赤い細胞内封入体がみられます。この封入体が神経原線維変化です。これは、神経細胞内の物質の運搬に関係しているタウ蛋白質が異常なリン酸化を受けて、その機能を失って神経細胞に蓄積したものです。神経原線維変化のある神経細胞は、機能不全に陥り消失します。図10は記憶に関係している海馬を顕微鏡で観察したものです。左は健常者脳で、きれいな形をした神経細胞が配列しています。それに比べ右のADの海馬では、一見して神経細胞が脱落しているのがわかります。これらの病理学的所見がどの順序で生じてくるかは、非常に興味深いところです。図11はその病理学的変化の時間的変遷を示して

います。認知症が発症する 20 年前にアミロイドが脳内に増加して沈着し、徐々に増大します。発症 10 年前からは、神経細胞のなかに神経原線維変化が出現し、だんだんと神経細胞が減少します。したがって、認知症を発症した時点では、脳内には大量のアミロイドが沈着しており、神経細胞はかなり脱落してしまっているわけです。

　世界中の多くの研究者が「アミロイドカスケード仮説」に基づき、AD 治療薬としてアミロイドを除く薬剤の開発に取り組んできました。アミロイドが脳に沈着する AD モデルマウスでは、治療薬候補の薬剤のなかに認知機能の進行を抑制するものがありましたが、ヒトに対する臨床試験で成功したものはまったくありません。逆に、髄膜炎や皮膚癌をきたし、死亡例も確認されています。なぜ、モデルマウスに効いてヒトに効かないのかが問題です。その要因の 1 つは、モデルマウスの場合、アミロイドが沈着する前に治療候補薬を投与していますが、ヒトの場合、AD 発症時、すなわち脳内にたくさんのアミロイドが沈着して多くの神経細胞が消失した時点で、治療候補薬を投与していることです。つまり、モデルマウスのようにヒトの場合も AD を発症するかなり以前から薬剤を投与すると、治療効果が期待できるのかもしれません。最近は、生存中でも脳内のアミロイドの沈着を画像化できるアミロイドイメージングという検査が開発されました。日本人の健常高齢者でも、20 ～ 30％でアミロイドがかなり沈着していることが判明しました。2011 年、米国アルツハイマー協会は、アミロイド陽性の健常高齢者を Preclinical AD と命名しました。この Preclinical AD の段階で、アミロイドを除去する薬剤を投与すると効果が期待できるのかもしれません。実際に、米国ワシントン大学では家族性アルツハイマー型認知症の家系で発症していない人を対象に治験が進められています。2015 年、わが国でも大阪市立大学が中心となって、症例の登録が始まりました。

　一方、ハーバード大学の Tanzi らは、2010 年に、アミロイドが細菌などの病原体から脳を守る役割を担っていると述べています[7]。脳を防御する免疫機構に関与する LL 37 とアミロイドの遺伝子がよく似ており、アミロイドが LL 37 と同様にリステリア菌、ブドウ球菌、シュードモナス菌などに対して抗菌作用を示すことが明らかになりました。また、髄膜炎の主な原因である真菌のカンジダ・アルビカンスを AD と健常者の死後脳の海馬組織に接種すると、AD の脳組織は健常者組織よりもカンジダ・アルビカンスの増殖を 24％抑制しました。これらのことから、アミロイドは脳の免疫機構で重要な働きをしており、病原体に対して最初に防御する抗菌ペプチドであると考えられます。したがって、アミロイドを脳から除去する治療法は、ヒト脳の免疫系の機能低下をきたして重大な副作用を招く恐れがあります。このことから、「アミロイドカスケード仮説」に基づく治療候補薬により髄膜炎を起こしたことも説明できます。すなわち、アミロイドを除去する治療法は AD の治療はもとより、予防にも効果は期待できそうにありません。しかし、世界の主な製薬会社は、現在も AD に対するアミロイド関連の治療薬による治験に莫大なお金を投入しています。筆者でも気付くことが、治験を統括する優秀な研究者にわからないわけがありません。いったん始まったものは、なかなか止めることができないのでしょうか。AD の治験でも、髄膜炎や皮膚癌が出たということは重大なことだと思うのですが、治験統括者たちは、もっと衝撃的なことに遭遇しないかぎりは、このような治験を止めることはできないのかもしれません。

最近の AD に対するアミロイド関連治療薬の開発が停滞するなか、現在の AD の治療薬は、1999年から市販されているドネペジルと 2011 年に上市されたガランタミン、メマンチン、リバスチグミン貼付剤などのように、脳内の神経伝達物質を補正する薬剤に限られます。今後しばらくは、これらの薬剤を使い分け、他の薬剤を併用することで、個々の患者さんの特性や進行度に応じた処方を行い、認知機能の進行抑制、あるいは BPSD の改善に努めなければなりません。後者については、第Ⅲ章の BPSD の治療のところで、さらに詳述します。

2）脳血管性認知症（VD）とは

　欧米では、以前から AD の有病率が VD よりも高かったのですが、わが国では 1980 年代までは、VD が AD より多いといわれていました。その理由として、日本人は塩分摂取が多く高血圧が高率にみられ、その結果、脳卒中が多いためではないかと考えられていました。しかし、欧米の VD の臨床診断基準がわが国に普及すると、1990 年代には、AD が VD よりも多いといわれるようになりました。1980 年代まで多かった VD は、過剰診断が原因だと考えられます。ただし、最近のわが国における、65 歳未満の若年性認知症の全国的な疫学的研究によると、VD が 42.5％、AD が 25.6％であり、やはり VD が 2 倍近く多いという結果でした[8]。欧米では、若年性認知症でも相変わらずAD の有病率が高いようです。これらは、65 歳未満の日本人では米国人よりも脳卒中が多いことを示しています。

　一方、現在の 40 歳代の日本人と米国人の冠動脈硬化の頻度を調べたところ、米国人では 47％に冠動脈硬化がみられたのに対し、日本人ではわずか 13％だけでした。ところが、心筋梗塞の危険因子である高血圧、喫煙率、コレステロール値は日本人の方がいずれも高かったのです[9]。すなわち、現在の日本人は、3 つの心筋梗塞の危険因子がいずれも米国人より高いにもかかわらず、心筋梗塞になる率は低いという矛盾する現象が起こっています。したがって、日本人は脳の血管が詰まりやすく、米国人は心臓の血管が詰まりやすいという人種差があることが推察されます。米国側から、この現象はジャパニーズ・パラドックスと呼ばれていますが、日本人からすると、米国人は重度の肥満が多いにもかかわらず高血圧も脳卒中が少ないのは、アメリカン・パラドックスといえるでしょう。わが国では、VD は AD より少なくなったとはいえ、65 歳未満の認知症では最も多く、しかも生活習慣病の予防・コントロールにより予防可能な疾患ということをもっと認識すべきです。

　VD は、①多発梗塞型、②限局梗塞型、③皮質下血管性の 3 つに大別できます。

　①では、大血管の閉塞により皮質（大脳の外側で神経細胞が密集する部位）、皮質下（皮質の内側で神経細胞をつなぐ神経線維が通る部位）領域に大・中梗塞が多発しますが、大梗塞の単発の場合もあります。②は、認知機能と密接に関係する脳部位である視床、海馬、角回などで単発の梗塞でも認知症を呈する病態です。③は、皮質下領域に小梗塞が多発するタイプと神経線維の髄鞘が変性するタイプの 2 つがあり、VD の過半数を占めます。VD の発症や認知機能の進行度は各タイプによって異なります。①は脳卒中を伴うことが多く、脳卒中後約 3 カ月間で発症します。しかし、脳

卒中の再発を防止すれば、健常高齢者の認知機能の低下と同程度に認知機能は保持されます。したがって、このタイプはいかにして再発を防ぐかが重要です。そのためには、高血圧、糖尿病、脂質異常、心臓病などの生活習慣病が悪化しないよう治療を続けること、血管が詰まらないようにする薬剤、例えばシロスタゾール、アスピリンなどを服用することが必要です。VD の臨床症状は、血管病変がどこにあるかで様々ですが、③の場合は、記憶障害は軽度であり、実行機能・注意の障害、アパシー（意欲がなく、何事にも無関心になる）が目立ち、皮質下運動障害としてパーキンソン症状（震え、体が硬くなる、遅い動き、転びやすい）が認められます。AD で多くみられる嗅覚障害は少ないといわれています。血管病変が前頭葉にあると、後でお話しする FTLD のような、易怒・攻撃性、暴力、脱抑制、アパシーなどの BPSD が出現しますので、介護者の負担が高度になり、居宅介護が困難になります。また、AD だけでなく、DLB や FTLD などの変性疾患に脳血管病変が合併することがあり、臨床症状がより複雑になるため、診断が困難になることがあります。この場合は、認知症症状に血管病変が時間的に先に関係しているか、どれだけ関与しているかを十分検討して診断しなければなりません。治療上は、変性型認知症に対する治療に加えて、脳梗塞の再発予防のための対策が必要になります。VD では既述のようにアパシーが目立ちますが、これに対してドネペジル、アマンタジンなどの薬剤を使うと、精神症状が悪化することがありますので、これらの薬剤を使用する場合は、精神症状を綿密に評価する医療態勢をとらなければなりません。

3）レビー小体型認知症（DLB）とは

　1961 年、Okazaki らは、のちに DLB と診断される米国人の 2 症例を報告しました[10]。横浜市立大学医学部名誉教授の小阪先生は、1976 年に大脳皮質から脳幹に多数のレビー小体が出現する認知症のケースを報告し[11]、1984 年にびまん性レビー小体病という疾患概念を提唱しました[12]。そして、1995 年に英国のニューカッスルで国際ワークショップが開催され、小阪先生と Mckeith らによって DLB と命名されました[13]。AD はすでに 111 年前に症例報告されたのとは対比的に、DLB は命名されてからまだ 22 年しか経っていません。しかし、日本では 2003 年 11 月に横浜で国際ワークショップが行われたのを機に、朝日新聞に取り上げられたので（**図 12**）、DLB という疾患概念は徐々に日本中に広まってきました。

　I 章 -1 で説明した脳幹（**図 4, p12**）の中脳に黒質という神経核の神経細胞に限局して、レビー小体（**図 13 の矢印**）が一定以上に形成されると、パーキンソン病になります。一方、黒質だけではなく、脳幹そして大脳皮質の神経細胞にまでレビー小体形成が広がると DLB の症状が出てきます。さらに、DLB では、レビー小体様の変化が全身の神経細胞にも出現するため、自律神経症状を主体とした様々な身体症状がみられるようになります。すなわち、起立性低血圧や失神、過剰な発汗、便秘、イレウスなどの身体症状をきたし、またパーキンソン症状により誤嚥・肺炎、転倒・骨折のリスクが高いため、身体面の管理・ケアも必要になります。

　DLB では、3 つの主症状、①認知機能の動揺、②明らかな幻視、③パーキンソン症状がみられま

I．認知症総論

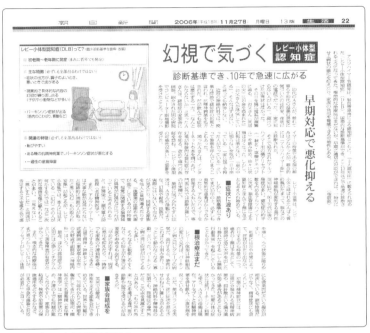

図12　朝日新聞掲載記事

(2006年11月27日付)

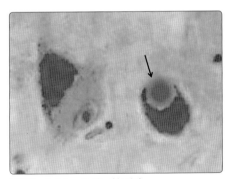

図13　レビー小体（矢印）

す。①では、いつもはできることが時々できなくなります。例えば、いつもは朝食のハムエッグを作ることができるのに、ある朝は作れないとか、自宅で手洗いの場所が時々わからなくなるとかです。夫婦で奥様が患者さんの場合、ご主人が夕方仕事から帰宅されると、普段は「お帰りなさい、お疲れさま」とおっしゃるのですが、調子が悪い日の夕方は「あのー、どちら様ですか、うちの主人はまだ帰ってきておりませんが」と言って怪訝な顔をされます。ご主人と認識できずに知らない男の人が入ってきたと思われるわけです。しかし、翌日になるとご主人ということがわかります。②ですが、非常にはっきりしているので、現実のことと勘違いされます。夕方から夜にかけて「知らない人が家の中に入ってくる」と言われることが多く、実際に話をしたり、お茶を出したりされます。進行すると昼間も幻視が起きるようになり、ある患者さんは「イチョウの葉の1つ1つがみんな人

表3　レビー小体型認知症の副症状

①うつ状態
②レム睡眠行動障害
③幻視以外の精神症状、失神、転倒
④抗精神病薬の投与により副作用
⑤嗅覚障害

の顔に見えて怖かった」と言っていました。③としては、身体の動きが硬くて遅くなる、バランスを崩しやすくよく転倒するなどがみられます。ただし、パーキンソン病でみられる手指の震えは必発ではありません。

　DLBの臨床診断基準は、2003年11月の国際ワークショップの結果に準拠して、McKeithらがまとめました[14]。簡単に説明しますと、上記の3主症状のうち2つあれば臨床的にDLBと診断できます。主症状が1つしかなくても、示唆的症状が1つあれば、この場合も診断可能です。示唆的症状とは、①レム睡眠行動障害（睡眠中の大声の寝言、体動）、②抗精神病薬に対する感受性の亢進、③SPECT/PET検査での大脳基底核のドパミントランスポーター取り込みの低下などの3つです。②に関して、診断前には抗精神病薬は一般的には投与できませんし、感受性亢進の疑いがあればなおさら使えません。認知症の患者さんに抗精神病薬を投与して重度の副作用が出現したという病歴がない限りは、②の診断上の意義はありません。また、SPECT/PET検査は高価ですし、一般医療機関では検査できませんので、③も診断上の参考にはなりません。したがって、DLBの臨床診断は、3主症状とレム睡眠行動障害の4つの症状のうち2つ以上の症状があれば診断できます。臨床診断以外に関して、DLBではレビー小体様病変が皮下の神経組織にも存在することが明らかになったので[15]、今後は、皮膚の検査だけでDLBの診断、あるいはDLBのリスクを評価できることが期待されます。

　なお、DLBには主症状に加え、下記に示す特徴的な副症状があります（**表3**）。

　①うつ状態はよくみられます。ニコニコしたDLBの患者さんはあまりみかけません。認知症がなくてもうつ状態がある高齢者の場合はすでに、脳の黒質、青斑核にレビー小体を高頻度に認めると報告されています[16]。

　②既述のように示唆的症状の1つです。夢をみている時の睡眠がレム睡眠です。怖い夢をみても健常者では大声を出したり身体を動かしたりすることはできませんが、レム睡眠行動障害の患者さんでは、大きな寝言や体動がみられます。ひどくなると、立って歩きまわり、壁にぶつかってやっと覚醒するということもあります。DLBの前駆症状として、うつ状態、レム睡眠行動障害が挙げられます。老年期のうつ状態では、13〜14％がDLBに移行します。特に、起立性低血圧、頑固な便秘などの自律神経症状がみられる場合や、激越うつ病やコタール症候群の臨床診断基準を満たす患者では、移行するリスクが高いようです[17]。レム睡眠行動障害患者の場合、5年から10年経ってDLBが出てくることもあります。

　③幻視以外にもいろいろな幻覚や妄想がみられます。例えば「天井裏から声が聴こえてくる」と

いう幻聴、「歯茎に針金が刺さって痛い」とあちこちの歯科医を受診しても「正常です」と言われる体感幻覚などがあります。妄想では、もの盗られ妄想、嫉妬妄想などもみられますが、DLB で特徴的なのは誤認妄想です。85 歳の女性の患者さんは、60 歳の息子さんをまだ小学生と思って「おやつは食べたか」「宿題は終わったか」と電話したり、「（30 年前に亡くなった）母親がまだ生きているので実家に帰らないといけない」と言ったりされます。

　④上記のような精神症状に対して昔ながらの抗精神病薬、例えば、クロルプロマジン、ハロペリドールや、最近汎用されるリスペリドンなどを投与すると、患者さんは過敏に反応して重度な副作用が起こったり、精神症状が逆に増悪したりします。最近では、抗精神病薬だけでなく、かぜ薬や潰瘍の薬でもボーっとなったり、精神症状が出てきたりすることが明らかになりました。

　⑤嗅覚障害は AD やパーキンソン病、レム睡眠行動障害でも起こりますが、DLB でも約 8 割の人でみられます。

　では、DLB の症例を紹介します。

症例7　　86 歳、男性

　1 年前の旅行の時に娘に「誰ですか」と尋ね、その夜「布団のなかに虫がいる」と言って大騒ぎしました。5 カ月前の夕食中、妻に対して「家内がいないので探してくる」と言ったり、退職しているのに「明日は仕事だから早起きをする」と言ったりしました。また、家を旅館と思い「いつ帰るのか」と妻に聞きました。そして、1 カ月前、食事中に「そこに知らない人が座っている」と言う、椅子を子どもと間違える、などが目立ってきたため、当院を受診されました。臨床的には、幻視、錯視、誤認妄想、認知機能の動揺、パーキンソン症状、起立性低血圧、便秘などがみられ、MMSE は 15 〜 23 点（日によって異なる）でした。脳血流 SPECT 検査では、頭頂・側頭葉と左側後頭葉の血流低下が認められました（**図 14**）。これらのことから、DLB と診断いたしました。

　　　解説▶ DLB は AD のように少しずつ悪化するのではなく、最初は旅行や引っ越しなどの環境が変わった時や発熱、かぜ薬の服用などによって、一時的に幻視やせん妄様症状が出現します。そしてしばらくは、以前と変わらない安定した状態が続くので、高齢者のせん妄と考えてしまいます。その後、自宅でも体調がよくても、だんだんと幻視や認知機能の動揺がみられるようになります。したがって、環境や体調の変化によってせん妄様の症状が出てきた場合は、DLB のリスクがあるとみなすことができます。この症例のように、MMSE のような認知機能検査は、検査日によって得点が変動するのが特徴ですから、DLB が疑われる場合の認知機能検査は何回か行う必要があります。これによって、認知機能レベルの動揺が明らかになります。DLB では、本症例のように後頭葉の脳血流が低下するのが特徴的といわれていますが、それがあまりにも強調され過ぎたため、後頭葉の血流低下がない場合は DLB と診断しない先生がいらっしゃいます。しかし、DLB で後頭葉の血流低下が認められるのは

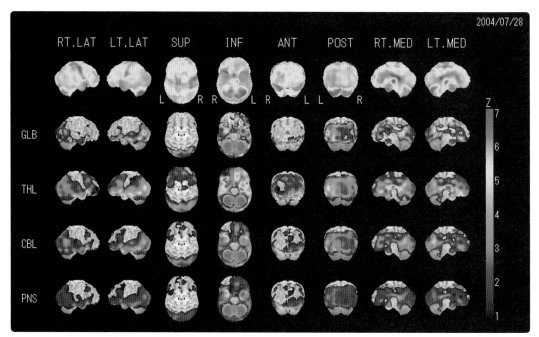

図14 症例7の脳血流SPECT
（表紙カバーのカラーイメージ参照）

約60％ですので、脳血流SPECT検査にこだわりすぎるとDLBを見逃す恐れがあります。DLBの診断精度が高い検査は、MIBG心筋シンチグラフィーです。これは、心臓における交感神経の分布や活動状態を評価する検査ですが、ADと異なって、DLBやパーキンソン病では約90％で低下するといわれています。しかし、高価で、どこでもできる検査ではありませんので、ルーチンに行うものではなく、診断が非常に難しい場合に限って検査します。

　DLBでは、自律神経症状による身体症状と精神症状が多彩に出てきますので、BPSDだけでなく身体的な合併症も多く、また薬剤への過敏性があるため、治療は容易ではありません。DLBでも脳内アセチルコリンが減少しており、2006年にドネペジルの効果が期待できるという臨床研究が報告されました[18]。当時、このエビデンスを受けて、夜間不穏、幻視、レム睡眠行動障害をきたした60歳代のDLB患者さんにドネペジル5mg/日を投与したところ著効し、患者さんは執筆途中の小説も完成させることができました。この症例から、ドネペジルはADと比較するとDLBでより効果的という印象を受けました。次に、総合病院で夜間不穏のために入院した80歳代のDLB患者さんにドネペジル5mg/日を投与すると、夜間不穏がさらに増悪してしまい、2mg/日に減量後は徐々に落ち着きました。その後も、後期高齢者では、ドネペジル5mg/日によりBPSDが悪化する患者がみられ、ある患者さんでは1mg/日でアパシーが改善して通所リハビリテーションに参加しましたが、2mg/日に増量したところ、イライラによりリハビリテーション参加を拒否するようになりました。これらの臨床経験から、ドネペジルの少量投与が、その当時、筆者の後期高齢DLB患者に対する薬

物療法の原則となりました。ところが、2014 年にわが国では、DLB でドネペジル 5-10mg/日の使用が承認されました。この治験の対象者は、合併症の少ない 70 歳前後の患者が多かったようです。筆者が経験した 60 歳代の患者は確かに著効しましたが、後期高齢者ではやはり少量投与が望ましいと思います。

DLB の薬物療法として、McKeith らは、AD 治療薬であるアセチルコリンエステラーゼ阻害薬のなかでは、リバスチグミンが効果的と報告しています[14, 19]。わが国では、リバスチグミン貼付剤は 2011 年 7 月に発売され、筆者は DLB における著効例を経験しています。また、誠弘会池袋病院の平川先生は DLB の 95% で有効で、幻視はドネペジルよりも早く消失したと報告しました[20]。したがって、ドネペジル処方経験が少ない場合は、リバスチグミン貼付剤の方が患者さんにはより有用と思われます。

4）前頭側頭葉変性症（FTLD）とは

1892 年に Pick が前頭葉と側頭葉が萎縮する認知症の女性症例を報告し、1926 年に Onari と Spatz がピック病と命名しました。1994 年、Lund と Manchester の研究グループが、臨床症状から FTLD を前頭側頭型認知症（FTD）、意味性認知症（SD）、進行性非流暢性失語症（PNFA）の 3 つに分類しました。わが国では、FTD のほとんどはピック病です。SD、PNFA の初発症状は言語障害ですが、進行すると FTD でみられる性格変化や行動障害をきたします。また、最近の病理学的研究では、FTLD の各疾患の臨床症状と病理学的所見の間の整合性がないことが明らかになりました[21]。すなわち、3 つの疾患にそれぞれ診断されても、病理学的には同じ所見であることがしばしばあるわけです。したがって、症候学的に 3 つの疾患に分類する根拠もなく、意義もなくなります。そこで、病理学の研究者は、前頭・側頭葉が萎縮する疾患を FTLD と総称して、神経細胞に出現する異常構造物の主要構成蛋白質によって、FTLD-TAU、FTLD-TDP-43、FTLD-FUS の 3 つに分類しました[22]。FTLD-FUS はまれな疾患ですので、ここでは FTLD-TAU、FTLD-TDP-43 について言及します。TAU（タウ）は AD の神経原線維変化の主要な蛋白質であり、神経細胞内の物質の運搬に関与するのは前述したとおりです。一方、DNA から mRNA が作られますが、TDP-43 はこの mRNA 産生を調整する役割を担っています。これらの蛋白質が神経細胞に蓄積するということは、各々の蛋白質の役割を果たせなくなり、神経細胞は機能障害に陥っており、ゆくゆくは消失することを示しています。FTLD-TAU には、FTD と PNFA が属しており、FTD の行動障害が先にみられ、その後に PNFA の言語障害が出てくる場合と、言語障害の後に行動障害が出現する場合があります。FTD、PNFA 以外にも、嗜銀顆粒性認知症、神経原線維変化型認知症などの認知症疾患や、進行性核上性麻痺、大脳皮質基底核変性症などの神経疾患も FTLD-TAU に含まれます。なぜ、神経疾患が FTD と同じ疾患に分類されるのかと疑問に思われるかもしれませんが、これらの神経疾患も FTD の行動障害や認知機能低下がみられることがありますし、FTD も進行すると運動障害が出現して歩行困難になります。一方、SD は FTLD-TDP-43 に属します。FTLD-TDP-43 の初発症

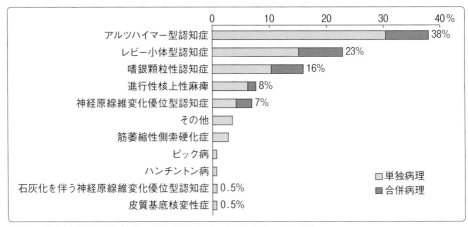

図15 高齢者連続剖検例における認知症（変性型）の内訳

（文献23より）

状としては、言葉やものの意味がわからなくなる意味記憶障害はよくみられますが、行動障害や幻覚・妄想で発症することもあり、進行すると必ず運動障害が出現します。筆者は、もの盗られ・被害妄想で発症し、易怒・攻撃的となり、PNFA様の失語症状が出現して、歩行障害、眼球運動障害、頸部後屈などの進行性核上性麻痺様の神経症状を呈した70歳代の女性を経験しました。このように、FTLDは病理学的には、TAUとTDP-43に分類されますが、臨床的には類似した症状を呈し、FTDの性格変化や行動障害もしばしば認められるわけです。

　筆者は以前、80歳以上の患者さんを臨床症状からFTDの診断をしていましたが、FTDの大半を占めるピック病は、病理学的にはほとんどないという指摘を受けました。それでは、FTDの臨床症状がみられる80歳以上の患者さんの診断は何だろうと考えました。その時、上記のような病理学的研究の進展を目の当たりにして、そのような患者さんはFTDではなくFTD以外のFTLDなのだということに気がつきました。東京都健康長寿医療センターの村山先生らのグループは、高齢者の変性型認知症の連続剖検例において、ADが38％と多い一方で、FTLD-TAUである嗜銀顆粒性認知症が16％、進行性核上性麻痺が8％、神経原線維変化優位型認知症が7％で、ピック病、石灰化を伴う神経原線維変化優位型認知症、大脳皮質基底核変性症がそれぞれ0.5％であり、FTLD-TAUは合計で32.5％とほぼADに匹敵する頻度であることを明らかにしました（図15）[23]。この研究はFTLD-TAUの有病率の高さを物語っており、筆者の推論を補完するものです。ところが現状では、FTLDを症候学的にFTD、SD、PNFAと診断することが一般化され、病理学的疾患分類であるFTLD-TAUの認識が低いため、性格変化や行動障害が目立つ80歳以上の患者さんはADと診断されてドネペジルが処方されています。FTLDでは、ドネペジルは無効か、逆に悪化することが多いのです。病理学的な疾患分類というと学問的なだけで、患者さんのためにはならないのではと思われがちですが、FTLD-TAU、FTLD-TDP-43を理解していないとADと誤診されて、必要ではないドネペジルを投与されるわけですから、この病理学的分類は患者さんにとってもメリットが大きいと思います。

FTLD の行動障害に該当するものとして、①性格変化、②常同行動、③食行動障害、④アパシーなどが挙げられます。具体的な症状を列挙しますと、①では、怒りっぽい、威厳がなくなる、子どもっぽい、我慢ができない、非社会的行動などがあります。非社会的行動には、万引き、性的逸脱行為、放尿、交通ルールを守らない運転などがあります。②としては、昔話・自慢話などの同じ話を1日に何回も繰り返す、同じ身体的な訴えを反復する、予定の確認を何回も繰り返す、決まった時刻に決まったことを必ずする、季節が変わっても同じ服を着るなどが挙げられます。③には、多食、多飲水、アルコール多飲、甘いもの・濃い味への嗜好、なんでも混ぜてビビンバ状態で食べるなどがみられ、さらに進行すると隠れ食い、盗食、異食などが起こってきます。④の症状としては、料理を作らなくなる、新聞・テレビを観なくなる、ゴロゴロ寝てばかりいる、身だしなみに無頓着、歯磨き・入浴を面倒くさがる、外出をしない、知人と会わなくなるなどがあります。

これらの行動障害のために、FTLD は認知症の疾患のなかでも介護者の負担は極めて高度です。また、FTLD では「もの忘れ」が出てくる前から行動障害が起きるため、家族は病気とも気付かず高齢のせいと考え、医療機関を受診しないことが多いようです。さらに、FTLD の患者さんは病識がないことが多いので、行動障害で家族が困っていても、医療機関の受診を拒否します。このように、FTLD 患者さんは診断される機会が極めて少ないため治療を受けることができず、家族は BPSD に苦しみ悩まされながらも何もできないのが現状です。記憶障害がなくて行動障害が目立つ FTLD という認知症があるということを周知する必要があります。

これまでに、研究で用いられてきた FTLD の Neary らによる診断基準は、症候学的なものであり、そのなかの FTD の必須の主要診断特徴は、㋑潜行性の発症と緩徐な進行、㋺社会的対人行動の早

表4　FTLDの臨床診断基準（案）

- **基本的臨床症状**
  - **①性格変化**
    怒りっぽい、威厳がなくなる、子どもっぽい、多幸的、我慢ができない、自分勝手
  - **②非社会的行動**
    万引き、盗み、性的逸脱行為、浪費、放尿
  - **③常同行動**
    昔話・自慢話など同じ話の反復、予定の頻回の確認、同じ動作の反復、数回/日の定刻の散歩、つば吐き
  - **④食行動障害**
    過食、甘い物・濃い味好き、盗み食い、異食、隠れ食い、多飲水、アルコール多飲、決まった食べ物・料理へのこだわり、手づかみ食、混ぜ食
  - **⑤意欲低下・無関心**
    ゴロゴロ寝てばかりいる、身だしなみを気にしない、歯磨き・入浴を嫌う、知人とも会おうとしない
- **画像所見**
  前頭葉 and/or 側頭葉の萎縮
- **診断**
  臨床症状が3つ以上と画像所見

期からの障害、㈣早期からの自己行動の統制障害、㈤早期からの情意鈍麻、㈥早期からの病識欠如の5つです[24]。この診断基準はご覧のように、抽象的で具体性に欠き、特に、㈣と㈥の項目は一般医の先生には理解しがたく、使いづらいものとなっています。そこで筆者は、FTLDをある程度の精度をもって簡単に診断するため、わかりやすい臨床診断基準を提唱し（**表4**）、そのための問診票も作成しました（**巻末, p126**）。臨床的には、前述のFTLDで観察される行動障害の①〜④を基本としましたが「非社会的行動」は非常に特徴的ですので、①の性格変化を「性格変化」と「非社会的行動」の2つに分け、①性格変化、②非社会的行動、③常同行動、④食行動障害、⑤アパシーを基本的臨床症状としました。これらの具体的な症状が問診票に列挙されていますので、それを参考に基本的臨床症状が患者さんにいくつあるかを検討します。その結果、3つ以上あり、画像検査で前頭葉あるいは側頭葉の萎縮が認められれば、FTLDと診断します。この診断基準を活用することにより、FTLDをADと誤診することがかなり少なくなると期待しています。

最後に、FTLDの典型例をお示しします。

症例8　72歳、女性

3年前から、趣味のカラオケや習字、民生委員の仕事を億劫がり、同じことを何回も話すようになりました。2年前、甘いものをよく好み、料理をしなくなりましたが、ごはんが残っていても毎日必ず6時に炊飯し、毎日決まった用具で同じところを掃除するようになりました。2カ月前には、ゴミ収集日でもないのに毎日ゴミを出し、雨の日も水をまくようになり、家族が注意すると、怒って家を飛び出すようになったため、当院を受診されました。臨床的には、性格変化（易怒性、多幸）、常同行動、食行動障害、アパシーなどがみられ、MMSEは22点でした。頭部MRI検査では前頭・側頭葉の萎縮が認められました（**図16**）。これらのことから、FTLDと診断いたしました。

　解説▶本症例はアパシーと常同行動が目立っています。アパシーと常同行動は矛盾しているようにみえますが、初発症状を調べた研究では、この2つの症状が多かったといわれていま

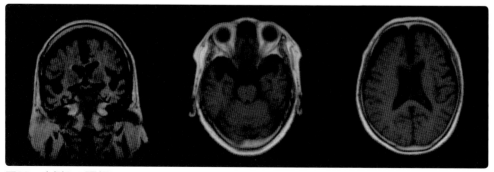

図16　症例8の頭部MRI

す。また、家事、趣味、外出などはしないけれども、患者さんがこだわっていること、例えば本症例では、炊飯、ゴミ出し、水まきなどを毎日行わないと気が済まないのです。ある68歳の男性の患者さんは、毎日7時、13時、17時の3回、犬の散歩に出かけて同じコースを回ってこられます。台風の日も嫌がる犬を引き連れて出て行かれ、1時間後にやっと帰ってこられました。家族としては心配でならなかったようです。このような不適応な常同行動は介護者にとっては非常に負担になります。このような場合は、第Ⅲ章で述べますが、短期間の入院により不適応な常同行動を手続き記憶の利用で適応的な行動に転換することが可能です。また、食行動障害も介護者の負担になります。一般的には、FTLDの患者さんは甘いもの、脂っこいもの、味が濃いものを好まれるため、しばしば糖尿病や脂質異常になります。しかし、栄養指導を行っても、それに従うことはなく、代謝異常がどんどん悪化します。それから、アルコール多飲も問題になります。もともとは節度をもって飲酒してこられた人が、FTLDの発症により抑制が効かなくなってアルコール依存的になります。この場合も、アルコール依存症の教育プログラムに対しては効果が期待できません。FTLDの食行動障害は、前頭葉下面（眼窩回）と右大脳基底核外側面（島回）の萎縮により起こることが明らかになっています[25]。海馬が萎縮して記憶障害が出てくるように、眼窩回・島回が萎縮して食行動障害が出現するわけですから、いかんともしがたいところがあります。また、食行動障害が続くことで常同化してしまい、さらに変化させることが困難になります。それでは、どうすればよいのでしょうか。まずは、患者さんから甘いもの、アルコールを遠ざけます。それだけで、食行動障害が軽減することがあります。ただし、過半数の患者さんは家になければ自分で買いに行かれます。それで次は、介護保険の居宅サービスである通所リハビリテーションを利用します。これに参加している間は、少なくとも食行動をある程度コントロールできます。しかし、なかなか通所されない方もいらっしゃいます。その場合は、薬物療法を併用することになります。筆者は、FTLDの食行動障害に対して、抑肝散[26]やアリピプラゾール[27]の有用性を報告しています。これらの薬剤は副作用として食欲低下が約10％で認められます。これを逆手に利用することにより、かなりの患者さんで食行動障害に対する効果が期待できます。食行動障害は先ほど述べましたように、常同行動化するとなかなか変化させることが困難です。その場合は、不適応な常同行動の治療と同様、短期入院により食行動障害を適応的な常同行動に転換させることも可能です。

文献

● 第Ⅰ章　認知症総論

1) Eriksson PS et al: Neurogenesis in the adult hippocampus. Nat Med 4: 1313-1317, 1998

2) 清原　裕, 谷崎弓裕：久山町研究 - 認知症. 日老医誌 45: 163-165, 2008

3) 川畑信也：物忘れ外来ハンドブック：アルツハイマー病の診断・治療・介護, 中外医学社, 東京, 2007, pp44-46

4) 木村武実ほか：Brief smell test による軽度認知障害スクリーニングの試み. IRYO 63: 248-253, 2009

5) Glenner GG, Wong CW: Alzheimer's disease: initial report of the purification and characterization of a novel cerebrovascular amyloid protein. Biochem Biophys Res Commun 120: 885-890, 1984

6) Hardy JA, Higgins GA: Alzheimer's disease: the amyloid cascade hypothesis. Science 10: 184-185, 1992

7) Soscia SJ et al: The Alzheimer's disease-associated amyloid beta-protein is an antimicrobial peptide. PloS One 5: e9505, 2010

8) Ikejima C et al: Prevalence and causes of early-onset dementia in Japan: a population-based study. Stroke 40: 2709-2714, 2009

9) Sekikawa A et al: Much lower prevalence of coronary calcium detected by electron-beam computed tomography among men aged 40-49 in Japan than in the US, despite a less favorable profile of major risk factors. Int J Epidemiol 34: 173-179, 2005

10) Okazaki H et al: Diffuse intracytoplasmic ganglionic inclusions (Lewy type) associated with progressive dementia and quadriparesis in flexion. J Neuropathol Exp Neurol 20: 237-244, 1961

11) Kosaka K et al: Presenile dementia with Alzheimer-, Pick- and Lewy-body changes. Acta Neuropathol 36: 221-233, 1976

12) Kosaka K et al: Diffuse type of Lewy body disease: progressive dementia with abundant cortical Lewy bodies and senile changes of varying degree: a new disease? Clin Neuropathol 3: 185-192, 1984

13) McKeith IG et al: Consensus guidelines for the clinical and pathologic diagnosis of dementia with Lewy bodies (DLB): report of the consortium on DLB international workshop. Neurology 47: 1113-1124, 1996

14) McKeith IG et al: Diagnosis and management of dementia with Lewy bodies: third report of the DLB consortium. Neurology 65: 1863-1872, 2005

15) Ikemura M et al: Lewy body pathology involves cutaneous nerves. J Neuropathol Exp Neurol 67: 945-953, 2008

16) Tsopelas C et al: Neuropathological correlates of late-life depression in older people. Br J Psychiatry 198: 109-114, 2011

17) 朝田　隆：レビー小体型認知症の前駆症状・初発症状. Dementia Japan 25: 255, 2011

18) Mori S et al: Efficacy and safety of donepezil in patients with dementia with Lewy bodies: preliminary findings from an open-label study. Psychiatry Clin Neurosci 60: 190-195, 2006

19) Emre M et al: Rivastigmine for dementia associated with Parkinson's disease. N Engl J Med 351: 2509-2518, 2004

20) 平川　亘：リバスチグミンの上手な使用法. 認知症治療研究会誌 1: 71-79, 2015

21) 新井哲明ほか：前頭側頭葉変性症の分子病理. Dementia Japan 25: 120-128, 2011

22) Mackenzie IR et al: Nomenclature and nosology for neuropathologic subtypes of frontotemporal lobar degeneration; an update. Acta Neuropathol 119: 1-4, 2010

23) Saito Y, Murayama S: Neuropathology of mild cognitive impairment. Neuropathology 27: 578-584, 2007

24) Neary D et al: Frontotemporal lobar degeneration: a consensus on clinical diagnostic criteria. Neurology 51: 1546-1554, 1998

25) Whitwell Jl et al: VBM signatures of abnormal eating behaviours in frontotemporal lobar degeneration. NeuroImage 35: 207-213, 2007

26) Kimura T et al: Pilot study of pharmacological treatment for frontotemporal dementia; effect of Yokukansan on behavioral symptoms. Psychiat Clin Neurosci 64: 207-210, 2010

27) 木村武実ほか：前頭側頭型認知症の重度な行動障害に対する aripipurazole の有用性. 老年精神医学雑誌 21 (増刊-2)：92, 2010

II. BPSDの実態

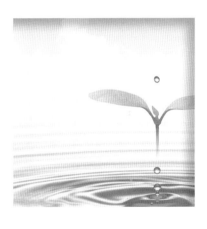

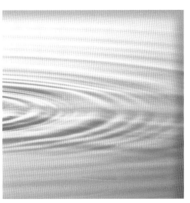

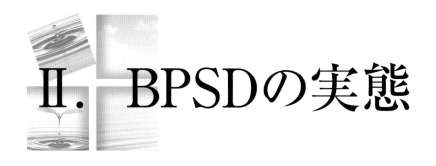

II. BPSDの実態

1. BPSDの見極め

　BPSDの概念が周知されてくると、介護者にとって困る症状が高齢者にみられれば、すぐにBPSDとみなされる傾向があります。しかし、介護者が困る行動がすべてBPSDかというとそうではありません。一見するとBPSDのようでも、BPSDではないものが時々見受けられます。BPSDではないものを、BPSDとして治療することは患者さんにとって虐待に等しいと言っても過言ではありません。したがって、本当にBPSDなのかどうかを十分見極める必要があります。それでは、どのような点に注意すべきか、症例をとおして考えてみましょう。

症例1　　72歳、男性

　腰椎圧迫骨折をして、ある整形外科病院に入院されました。すると、2日目から不眠がみられました。その病院の看護師長は、高齢者で不眠が出現したのは認知症が始まっているせいと思い、「なにか問題行動が起こるといけないから」と、看護師に注意するよう指導しました。すると、看護師たちから「イライラしている」「暴言を吐いた」「被害妄想がある」という報告が、看護師長に上がってきました。そこで、看護師長は「これはBPSDだ。うちの病院での治療は無理」と思い、家族を呼んで説明し、当院を受診させました。Mini-Mental State Examination（MMSE：国際的に使用されている認知機能検査、30点満点で23点以下が認知症疑い）は29点と健常者レベルでした。本人と面接すると「いつもは農業をやっていて身体を動かしていたが、入院して"絶対安静"と言われてきつかった。ずっと寝てばかりで、精神的にはまいったが身体は疲れず眠れなくなった」「他の患者さんと比べて、自分には看護師がほとんど口をきいてくれずよそよそしかったので、一度だけ『自分だけを差別している』と言った。その後、言い過ぎたと思ったが」などと語られました。看護師に状況を説明し、腫れ物を扱うような看護は止めて、他の患者さんと同様に接し、可能なら簡単なリハビリテーションを行うように指導しました。不眠に関しては、夕方からのカフェイン飲料の摂取を止め、それでも眠れない時のためにブロチゾラム0.125mgを処方しました。その後、不眠時に薬を2回使用しただけで特に変わりなく、2週間後に整形外科を退院されました。

　　　解説▶高齢者の場合はちょっとした環境の変化で不眠をきたします。本症例では、骨折、入院、絶対安静という変化が重なったため眠れなくなるのも当然だろうと思います。それを、看護

師長は「高齢者＋不眠＝認知症」と決めつけてしまいました。師長が一人でそう思っているだけであれば、そう問題はなかったのですが、それを部下の看護師に周知してしまったため、認知症の対応に慣れていない看護師たちの看護が非常にぎこちなく不自然なものとなり、そうでなくても不安を感じている患者さんに不信感を抱かせてしまいました。今後、高齢者の入院患者さんがさらに増加してきますので、本症例のような間違いを防ぐためには、高齢者の心理状態への理解と基本的な対応を身に付けておく必要があります。

症例2　80歳、女性

　9年前に夫が亡くなり、その後独居生活を送っていました。1年前にもの忘れを自覚するようになりました。1カ月前、初めてのお店へ買い物に行き、その帰路で迷い、たまたま見つけた交番のお世話になりました。隣の市に住んでいた息子さんは連絡を受けて駆けつけ、警察から注意・指導を受けました。その後、息子さんは週に3～4回は患者さん宅を訪れ「しっかりしろ」「ボケたら大変なことになる」「遠出するな、近くで買い物しろ」といつも念を押して帰って行きました。すると、7日前から家事をしなくなり、見かねた息子さんに連れられて受診されました。認知機能検査のMMSEは25点で軽度認知障害（認知症と年齢相応の認知障害の間の状態）レベルでした。しかし、本人は「ちょっと道に迷っただけなのに、交番でなぜあんなに注意されないといけないのか」「息子も同じことをやかましく何回も言うし、嫌になって何もしたくなくなった」とおっしゃいました。息子さんに、認知症ではないこと、高齢者は行き慣れていないところでは道に迷うことがあること、今までどおり週に1～2回は様子を見に行くこと、見守るだけであまり注意をしないことなどを説明しました。1カ月後、患者さんだけで受診されました。MMSEは28点で、「最近は料理も作るようになり、息子も安心したせいかあまり来なくなった」と笑顔で話されました。

　　解説▶認知症でなくても、初めての場所では道に迷うことがあります。ところが、交番の警察官が「高齢者＋道に迷う＝認知症」と思い込んでしまい、本人と息子さんに厳しく注意したため、息子さんも「周囲にこれ以上迷惑をかけることはできない」と厳格に本人と接するようになりました。夫を亡くし頼りにしていた息子からも冷たくされて、何も頼りにするものがなくなってしまったわけです。この喪失体験が80歳のこの方をアパシー（意欲がなく、何事にも無関心になる）にしたとしても、想像に難くありません。認知症の患者数の急増に伴い、全国で認知症の啓発活動が行われ、認知症サポーターも増えています。これ自体は喜ばしいことですが、中途半端な知識で高齢者に対応すると、このような事態を招くことになります。

症例3　　83歳、男性

　2年前に妻を亡くし、独り暮らしでした。近くに娘さんが住んでいて、時々様子を見に来ていました。ある日、その娘さんがご本人を連れて来院されました。娘さんは「父が、この1週間『お金を返せ』と毎日電話をかけてくるので困っています。半年ぐらい前から、私がお金を盗ったと言うようになりました。2年前から、もの忘れもあったので、認知症がひどくなったのだと思います。それに、最近は必要もないのにいろんなものを買ってきます。この前は、芝刈り機を買ってきました。父がこんな状態なので、私はうつ病になりそうです、父を入院させてください」と言われました。

　一方、本人は礼節が保持され「娘に車に乗せられて勝手にここに連れてこられました。もともと、娘とは仲が良くなかったけれど、半年前に『100万円を貸して』と懇願されて、しようがなく貸しました。ところが、いつになっても返してくれないので、最近電話をかけて催促しています。芝刈り機は、古いのが故障したので新しいものを買いました」とお話しになりました。①半年前のもの盗られ妄想（娘）と娘への100万の借金（本人）、②ここ1週間の毎日の電話（娘）と電話による借金返済の催促（本人）、③必要のない芝刈り機の購入（娘）、故障したための芝刈り機の買い替え（本人）などというように、本人の話は、娘さんの話と時期が一致して、また娘さんの発言に対する整合性のある本人の言い分とみなされたため、認知症ではないと考えました。案の定、MMSEは30点でした。そこで、娘さんに「借金がありますね」と質問したところ、娘さんは「そんなのはウソです。ウソに決まっているでしょ」と言いながら、しばらくしたら「もういいです」と言って帰られました。

　　解説▶認知症の患者さんは生活状況を振り返るのはなかなか困難ですので、もの忘れ外来では、家族の話をお聞きしています。しかし、家族が「もの忘れがある」「お金を盗ったと言う」などと言われても、記憶障害やもの盗られ妄想でないことがあります。やはり、患者さんからも十分に話をお聞きする必要があります。認知症の患者さんの場合は、記憶障害以外に、心理的反応として「取り繕い」がありますので、家族の話と矛盾することがあります。したがって、患者さんの話よりも家族の話を偏重する傾向があります。また、患者さんの話以外に、患者さんの態度、話しぶりを十分観察する必要があります。可能なら認知機能検査、心理検査を行います。患者さんと家族の話に矛盾するところがある場合は、これらをもとに、どちらが"本当か"を総合的に判断しなければなりません。しかし、それでもなかなか難しい場合があります。いまいせ心療センターの水野先生は「BPSDは、介護家族や介護事業所のスタッフが訴えて来院してくる。待合室から診察室の中まで、ずっと興奮していたり、制御不能な暴言・暴力を呈し続けていたりする場合は、医師は目の前でBPSDの存在を確認できるが、ほとんどの場合は、BPSDについては同行した家族や介護事業所のスタッフの陳述に基づいて判断せざるを得ない。ここに、BPSDを語る場合の大きな問題が潜んでいると思う。要するに、BPSDと呼ぶ症状は、ある状況下で、誰かの目にそのように映った状態としかい

えず、客観的な事象とは言いにくいという問題がある」と述べ、BPSDと判断するうえでの困難さ、問題点を指摘しています[1]。この問題を多少なりとも解決する試みとして、第三者的な立場の方を探して、客観的な意見を聴取するようにしています。介護保険の認定を受けていらっしゃる場合、ケアマネージャーは確かな情報源になります。

症例4　　86歳、女性

　12年前に夫と死別し、独居生活を始めました。2年前に持病のリウマチが悪化して独居生活が困難になり、グループホームに入所しました。1週間前に、他のグループホームに転居しました。すると、徘徊、放尿がみられるようになったということで、施設のスタッフ、家族と一緒に当院を受診されました。MMSEは26点であり、特に遅延再生は3点満点で近時記憶の障害はありませんでした。施設のスタッフが他の用事のため早々に当院を後にすると、家族は「新しいホームに移ったばかりで場所がわからないので歩きまわっていただけなのです。放尿といっても、手洗いが間に合わずに尿を漏らしたのが1回あっただけです」「やっと入所させてもらった手前、スタッフの方にはあまり不平や不満は言えません」とおっしゃいました。その後は、患者さんはホームに慣れて、徘徊、放尿と思えるような行動はみられなくなりました。

　　解説▶誰でも転居してすぐは、どこに何があるかはわからず、歩いて確認して回るのが普通です。それをすでに入所している方と比べて歩き過ぎだからといって、徘徊とみなされるのは困りものです。また、この方はリウマチがあって他の入所者と比べると、歩行がゆっくりで移動に時間がかかります。したがって、間に合わずに尿を漏らすことがあっても当たり前なのですが、それを放尿と決めつけるのも問題です。リウマチのために動きが悪いのを、スタッフは、"高齢者で動きが鈍いと認知症ではないか"というレッテルを貼り、それによる偏った見方のために、何気ない当たり前の行動をBPSDと考えてしまったようです。まずは、レッテル貼り、決めつけることを止め、入所者の方の背景を十分理解して対応する必要があります。しかし、それがなかなかできないスタッフもいます。その多くは、介護を患者さんペースではなく、業務ペースで行っているスタッフです。簡単にいうと「早く仕事を終わらせたい」「手のかかる人はみたくない」という気持ちで介護にあたっているということです。このようなスタッフでも、介護を仕事にしている「介護のプロ」なのですから、自分が業務ペースで仕事をしていることにできるだけ早く気付いて、患者さんペースの仕事を心がけてほしいと思います。

　BPSDを見極めるためには、BPSDではないのではないかという気持ちを常に保持していくことが肝要です。それにより、BPSDのレッテル貼りの弊害を減らすことが可能になります。

2. BPSDの頻度と症状

　認知症の中核症状はすべての患者さんにみられますが、BPSDはすべての方に起こるわけではありません。Ferriらは、認知症の70.9%で少なくとも1つ以上の行動障害が出現し、うつ状態は43.8%、不安は14.2%、幻覚・妄想などの精神症状は10.9%、それぞれみられたと報告しています[2]。一方、Suhらはアルツハイマー型認知症（AD）の92%に少なくとも1つのBPSDがみられ、4つ以上のBPSDは56%もあったと報告しています[3]。BPSDは行動障害だけでなく、不眠、うつ状態、不安、幻覚・妄想、興奮などのいろいろな精神症状も含めますので、Ferriらの報告も認知症の約90%はBPSDがあると解釈しても問題はないと思います。したがって、これらの研究から、BPSDの出現頻度は90%前後であるといえます。次に、BPSDに対する各年代の占める割合ですが、医療法人相生会認知症センター長の中野先生は、65歳未満が4%、65～74歳が16%、75～84歳が53%、85歳以上が27%であったと発表しています[4]。すなわち、75歳以上の後期高齢者がBPSDの実に8割を占めるということになります。

　BPSDでは、いろいろな問題行動や精神症状が含まれます。中野先生の研究では、妄想が全体の44.0%でみられ、次いで、攻撃性（36.6%）、睡眠障害（35.8%）、幻覚（33.6%）、徘徊（23.9%）、抑うつ（19.4%）、不安（17.9%）、介護抵抗（16.4%）の順であり、やはり、妄想、攻撃性が多く、介護者の負担を高めているのがわかります。一方、うつ状態とアパシー（意欲低下、無関心）だけに注目した研究では、認知症の35%にうつ状態、65%にアパシーが認められました[5]。後者の研究では、約3分の2の患者に認められるアパシーが、前者の研究では、頻度の高い8つの症状にも入っていないということは、前者ではアパシーが調査項目に含まれていないのかもしれません。そうすると、アパシーは比較的多くにみられるBPSDだと考えられます。

　BPSDは認知症の進行度に応じて、それぞれ出現しやすい症状があります。初期には、不安や焦燥を伴ううつ状態、心身の不定愁訴が多くみられ、認知症の進行とともに減少します。また、初期から中期にかけては、行動障害、すなわち、反復的な要求・訴え、徘徊、妄想に基づく言動、誤認行動などがしばしばみられます。中期の終わりから後期にかけては、鏡現象、不潔行為（失禁、放尿、弄便）、性的逸脱行為、収集癖、異食などの行動が出てきます。鏡現象とは、鏡に映った自分を自分とは認識できずに、挨拶をしたり、会話をしたり、あるいは怒ったり、怖がったりすることです。

　認知症の疾患別にBPSDの各症状の頻度を調べると、疾患によって症状の出現パターンが異なっています。特に、前頭側頭葉変性症では、攻撃的言動、性的逸脱行為、反復行動、食行動障害、アパシーが目立ち、レビー小体型認知症では、幻視、誤認、睡眠障害、うつ状態が多くみられます。したがって、前頭側頭葉変性症、レビー小体型認知症などの患者さんの介護負担はADよりも一般的に高度だといえます。しかし、若年性ADでは、重度な行動障害がみられることがあり、介護負担につながります。

3. BPSDの原因

この原因としては、様々なものが挙げられます（**表1**）。これらのほとんどが認知機能障害もきたすことになります。

表1 BPSDの原因

- ・薬剤
- ・内科系の病気
    甲状腺機能低下症、ビタミンB_1・B_{12}欠乏
    低酸素症、高血糖、電解質異常
- ・神経系の病気
    脳・髄膜炎、脳腫瘍、正常圧水頭症
    慢性硬膜下血腫、うつ病
- ・その他
    発熱、感染、脱水、疼痛、掻痒、便秘、嘔気

1）薬剤性 BPSD

まずは、症例を提示し、解説を加えたいと思います。

症例5　80歳、女性、AD

1カ月前から「窓から誰かがのぞいている」としばしば訴えるようになったため受診されました。頭部 MRI 検査では異常は認められず、血液検査では軽度の腎機能障害がみられました。処方薬を調べると、抗潰瘍薬（H_2 ブロッカー）であるラフチジンがありました。このラフチジンを中止すると幻視様症状は消失しました。

解説▶抗潰瘍薬の中でも H_2 ブロッカーは高齢者に投与すると、精神症状、認知機能低下がみられることがあります。特に、腎機能が低下した人ではより出現しやすいといわれています。脳梗塞後に血液をサラサラにするアスピリンを服用している患者さんに、アスピリンにより胃粘膜が荒れるという理由で、この H_2 ブロッカーを処方されていることがあります。そういう場合は、できれば胃粘膜保護薬であるレバミピドやテプレノンなどに変更してもらう方がよいでしょう。

症例6　76歳、女性、脳血管性認知症

脳梗塞の再発で A 総合病院に入院し、急性期治療を受けて、3 週後にリハビリテーションのために転棟しました。その頃からイライラが目立ち、リハビリテーションを拒否されまし

た。「看護師のせいで病気がひどくなった」と言い、夜間不眠で大声を出されました。往診時は、背を向けて拒絶的でした。血液検査では、特に変化はなく、頭部 CT では大脳基底核に梗塞が認められただけでした。そこで、処方薬を調べたところ、抗パーキンソン病薬であるアマンタジンがありました。アマンタジンを中止すると、イライラ、攻撃性、被害妄想、不眠は消失し、リハビリテーションにも参加するようになられました。

　　解説▶脳梗塞後のアパシーに対して、しばしばアマンタジンが投与されますが、アマンタジンは BPSD や認知機能低下を起こすことが少なくありません。ニセルゴリンもアマンタジンと同様にアパシーに使用され、アマンタジンほどではないものの、精神症状や易怒性をきたすことがあります。これらの薬剤を投与した場合は精神症状を注意深く観察しなければなりません。一方、2015 年頃から、アマンタジン 50-100mg を朝投与することで、昼間の覚醒度が高まり、摂食も進み、昼夜逆転が解消した症例が蓄積されるようになりました。

症例 7 　　72 歳、男性、AD

　3 日前に感冒になりました。昨夜はイライラして眠れず、午後 11 時 30 分になると、家族の制止を振り切り外に出て、自転車に乗ったまま転倒しました。本人は感冒にかかる前は温和であったため、昨夜の出来事に驚いた家族は本人を連れて受診しました。普段、薬は飲んでおらず、感冒になったので市販の感冒薬を 2 日前から服用していました。そこで、薬を中止すると、その後はそのような症状はみられなくなりました。

　　解説▶この患者さんのように、いつもとは違って、急に不眠、不穏がみられる場合はせん妄と考えた方がよいと思います。厳密に、せん妄は BPSD に含まれませんが、薬剤で起こることが多く、家族は非常に大変です。感冒薬の中にはアレルギーの薬である抗ヒスタミン薬が含まれています。抗ヒスタミン薬は高齢者にせん妄や認知機能障害を引き起こすことがあります。抗ヒスタミン薬によるせん妄はレビー小体型認知症で多いのですが、本例のようにAD でみられることがあります。一方、老人性掻痒症の高齢者に対して、いきなり経口薬の抗ヒスタミン薬を投与して、やはり精神症状や認知機能低下、眠気をきたすことがあります。まずは、保湿クリームや外用の軟膏剤を試すべきです。経口の抗ヒスタミン薬というのは高齢者にとって注意すべき薬剤の一つです。

症例 8 　　75 歳、男性、AD

　1 年前からドネペジルを処方され、2 カ月前から、散歩せず、新聞・テレビにも関心を示さなくなりました。そこで、かかりつけ医は「うつ状態」と考え、アミトリプチリン20mg/ 日を投与したところ、かえって悪化したようにみえたため、さらに 60mg/ 日まで増量しました。すると、1 日中ボーっとしていて食事も介助が必要になり、身体的にも、便秘

の悪化、尿閉、口渇などが出現したため、当院を受診されました。諸検査では、特に異常は認められませんでした。そこで、アミトリプチリンを漸減・中止したところ、身体症状は改善し、ボーっとすることはなくなり、身の回りのことはできるようになりました。次に、シロスタゾール200mg/日を追加すると、新聞・テレビも観て、散歩に行くようになりました。

解説▶アミトリプチリンは昔ながらの三環系の抗うつ薬で、脳の神経伝達物質であるアセチルコリンを減らす抗コリン作用が強いことで精神科領域では有名です。アセチルコリンは認知機能や意識レベルの維持に重要な役割を果たしているので、アミトリプチリンが脳内のアセチルコリンを減らすことにより、認知機能障害やせん妄を引き起こします。

この患者さんは、意欲低下が認められたため「うつ状態」とみなされ、抗うつ薬であるアミトリプチリンが投与されました。しかし、これはうつ状態ではなく「アパシー」だったのです。うつ状態とアパシーの違いは、うつ状態の患者さんは症状が自己違和的なために苦悩されますが、アパシーがある患者さんは症状に苦しむというよりも無関心です。認知症高齢者のアパシーに対する抗うつ薬の効果は限定的です。三環系抗うつ薬のアミトリプチリンはアパシーに無効であるばかりでなく、その抗コリン作用のために、かえって患者さんを苦しめることになります。

せん妄は低活動型と過活動型に分類されます。不穏、幻覚・妄想、まとまらない言動がみられるのは過活動型で、これをせん妄と一般的に思われています。一方、低活動型では過活動型のような目立つ症状はないのですが、意識レベルが低下して、傍からみるとボーっとした状態に映ります。低活動型せん妄は結構多いのですが、このことはあまり知られていません。この患者さんはアミトリプチリンによって、まさに低活動型せん妄に陥ったのです。しかし、かかりつけ医はそれに気付かず、アミトリプチリンを増量して、低活動型のせん妄をさらに悪化させてしまいました。これに対して、アミトリプチリンを漸減・中止することでせん妄が改善し、シロスタゾールの追加でアパシーが軽減しました。初期ADの認知機能低下の進行抑制にシロスタゾールは有効と報告されましたが[6]、アパシーにも有用です。ただし、頭痛、動悸、頻脈、不整脈などの副作用がありますので、投与後の経過観察、心電図検査は必須です。

症例9 　　83歳、男性、AD

1週前に頻尿のため泌尿器科を受診しました。2日後から「お金を盗まれた」と言って不穏になったため来院されました。泌尿器科から処方された頻尿薬のプロピベリンを中止したところ、もの盗られ妄想はなくなりました。

解説▶もの盗られ妄想は認知症の患者さんによくみられる症状ですが、薬剤によっても起こります。プロピベリンやオキシブチニンなどの頻尿の薬も抗コリン作用があり、せん妄だけでなく、いろいろな精神症状をきたすことがあります。したがって、頻尿に対して安易に抗コリン系の頻尿薬を処方しないようにする必要があります。まずは、頻尿の原因を検討しな

45

ければなりません。すると、泌尿器科的な頻尿ではなく、①夜間の睡眠が浅くて、頻繁に目が覚めて手洗いに行く、②認知症による反復行為のために何回も用を足しに行く、③むずむず脚症候群（夕方から夜にかけて下肢、特に下腿・足がむずむず、チクチク、ほてるなどしてじっとしていられずに手洗いへ行く）などの場合もあります。①の場合は、睡眠のための生活指導をして、それでも眠れない場合は、睡眠薬や漢方薬による薬物療法を行います。②はセロトニンを増やす可能性があるガランタミン、リバスチグミン貼付剤や抑肝散などの薬物療法により、③は生活指導やガバペンチン エナカルビル、プラミペキソール、クロナゼパムなどの薬物療法により、それぞれ改善が期待できます。また、むずむず脚症候群は、高齢者の不眠の10％を占めるといわれていますので、高齢者を診察する際は、この疾患を常に念頭に置く必要があります。

症例10　76歳、女性

　1カ月前にADと診断され、ドネペジル3mg/日を服用し、5mg/日に増量したところ、もの盗られ妄想、易怒・攻撃性が現れ、家族に連れられて受診されました。当院では、ADではなく前頭側頭葉変性症と診断し、ドネペジルを減量、2週間後には中止しました。すると、妄想、易怒性、イライラが消え、Neuropsychiatric Inventory（NPI：介護している人が評価するBPSDのスケール、最悪が120点、最良が0点）の得点が50点から21点へと改善しました。

　　解説▶すでに述べましたが、もの忘れ外来でよく使われる改訂長谷川式簡易知能評価スケールが19点以下、あるいはMMSEが23点以下であり、CTまたはMRI検査で脳梗塞や脳出血などの明らかな血管病変がなければ、それだけでADとしばしば診断され、ドネペジルが処方されてしまいます。それにより、精神症状が悪化して不穏になって来院されますが、実際にはADではなく前頭側頭葉変性症だったということが少なくありません。前頭側頭葉変性症の患者さんがドネペジルを服用すると、約9割の人は易怒性や攻撃性が強くなって精神状態が悪化します。

　　そこで、ドネペジルを投与されている前頭側頭葉変性症の患者さん20名を対象として、2週間ドネペジルを中止しました。中止前のNPIの平均得点が40.4でしたが、中止2週後は29.0と有意に改善し、ZBI（介護負担尺度：総点が高いほど重度）も平均53.1点から46.6点と有意に低下しました[7]。

　　したがって、前頭側頭葉変性症の患者さんがADと誤診され、5mg錠が300円60銭という高価なドネペジルを投与されて、かえって患者さんと介護者がBPSDとその介護負担に苦悩しているのが現状なのです。これは倫理的な問題であり、医療費の無駄使いと言えます。一番の問題点は前頭側頭葉変性症が正しく診断できていない点です。そこで、筆者が第Ⅰ章

で提唱した臨床診断基準（第I章 - 表4, p33）を活用して、前頭側頭葉変性症を見逃すことなく診断していただきたいと思います。

症例 11　　81歳、男性

ある金曜日の午後4時頃に「3日前から急に認知症の症状が出てきた」と家族3人が本人を外来に連れて来られました。家族の話をまとめると次のとおりでした。

「74歳時、隣県の総合病院の外科に胸部大動脈瘤で入院中、脳梗塞を起こし、脳神経外科に転棟になって急性期治療、リハビリテーションを受けて退院となった。それから、もの忘れがみられ、威厳がなくなって子どもっぽくなり、毎日午後5時に必ず入浴するようになった。何もせずにテレビを観ていることが目立ち、脳梗塞予防と認知症に対して、それぞれアスピリン100mg/日、ドネペジル5mg/日の処方を受けていた。突然、3日前から、怒りっぽくなって妻に暴力をふるうようになった」

血液・尿検査では異常がなく、頭部MRI検査では、陳旧性の脳梗塞が左前頭後下部にありましたが、急性期病変は認められませんでした。一方、心電図では心拍が52/分で徐脈でした。処方薬の説明書をみると「アリセプト®D 5mg錠」と記載されていました。息子さんが処方薬を持ってこられていたので、確認させていただきました。すると、一包化された袋の中にピンクの大きな錠剤を見つけました。「アリセプト®D 10mg錠」（図1：2015年7月にデザイン変更）だったのです。やはり、食欲も3日前から落ちていました。5日前からこの10mg錠を服用しているとのことでした。そこで、「アリセプト®D 10mg錠」を中止したところ、4日後には食欲が改善し、6日後には易怒性、暴力は消失しました。

解説▶ 家族の中には、易怒性、攻撃性、暴言・暴力の出現を「認知症が始まった」と表現する方がいます。よく問診すると、認知症症状はその数年前からあり、それにこれらの行動障害が合併してきたのがわかります。つまり、BPSDが出現したわけです。症例10では、ドネペジル5mg/日で妄想、易怒・攻撃性が出現しましたが、このケースでは、5mg/日から10mg/日への増量で易怒性、暴力がみられました。ある認知症の専門医は「ドネペジル投与により行動障害が出てきたら、減らすのではなく、増量して1カ月くらい我慢して使い続けると改善するので、安易に減量するのは問題だ」と述べています。一方で、他の専門医は「ド

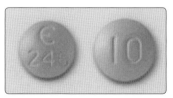

図1　アリセプト®D 10mg錠
（表紙カバーのカラーイメージ参照，但し2015年7月に新デザインに変更されている）

ネペジル 5mg/ 日により精神症状が悪化して、さらに 10mg/ 日に増量してよくなるのは一部であり、ほとんどはさらに増悪したり、副作用が出たりするので、減量すべきである」と述べています。筆者の臨床経験によれば、後者の先生の意見に賛同します。本症例は、脳梗塞後に認知機能の低下があり、性格変化、常同行動、アパシーが認められたことから、前頭葉症候群を伴う脳血管性認知症だと考えられます。このような前頭葉症候群の患者さんも、前頭側頭葉変性症と同様にドネペジルを投与すると行動障害が出てくることが多いのですが、この患者さんの場合は家族に行動障害の認識はありませんでした。おそらく、軽度の行動障害はあったものの、それを家族は脳梗塞後遺症と思い、ドネペジルの副作用とは考えず、10mg/ 日への増量で行動障害が増悪してやっと家族に気付かれたのでしょう。すでによく知られているドネペジルの副作用として、食欲低下、徐脈が挙げられます。この患者さんは、受診前は食欲が低下し、診察時は徐脈でした。これらの副作用もドネペジル中止のサインです。したがって、ドネペジルを増量して、易怒・攻撃性、食欲低下、徐脈が出現したら、すぐにドネペジルを中止すべきだと思います。それにより、本人・家族を苦悩、困惑、疲弊から救済することができるのです。

症例 12　　80 歳、女性

　3 年前から、もの忘れがみられ、2 年前に総合病院の神経内科を受診し、AD の診断を受け、処方された薬剤を服薬しました。だんだんとイライラして食欲が低下したので、薬剤が追加されました。しかし、イライラ、食欲低下はさらに悪化したため、当院を受診されました。この患者さんは、ドネペジル 10mg/ 日、抑肝散 7.5g/ 日を服用していました。患者さんは「もの忘れよりも、食欲がないのが困る」と話し、家族は「イライラも困る」と言われました。

　抑肝散を中止して、ドネペジルを漸減・中止したところ、食欲は改善し、イライラも消失しました。その後、メマンチンを使用して、明るくなり、家事の手伝いをするようになりました。

　　解説▶ ドネペジルの副作用として、前述のように吐気、食欲低下などの消化器症状や不眠、不安・焦燥、易怒性などの精神症状があります。薬剤の副作用が出現すれば中止するのが一般的です。したがって、この患者さんでは、当然ドネペジルを中止すべきだったのですが、主治医の神経内科医は中止せずにドネペジルを 5mg/ 日から 10mg/ 日に増量した結果、食欲低下、イライラはさらに悪化してしまいました。さらに、食欲低下をきたす抑肝散をイライラに対して投与し、食欲低下がより増悪したわけです。

　2011 年に、AD の治療薬が次々と上市されました。ドネペジルと同様にアセチルコリンを増加させる薬剤がガランタミンとリバスチグミン貼付剤です。一方、ドネペジルとは作用機序が異なり、グルタミン酸神経興奮毒性を抑制し、神経細胞保護作用を持つメマンチンがあります。ドネペジルで副作用が出たため、作用機序の違うメマンチンを使用しました。理論的には、メマンチンは不穏、興奮を抑制すると思われましたが、臨床的に使用した限りでは、

場合によって、明るくなり意欲を増す作用があるようです。本症例では、ドネペジルよりもメマンチンが効果的でした。このように、メマンチンは患者さんによって鎮静系に作用したり、賦活系に働いたりするので注意が必要です。筆者は、レビー小体型認知症で、メマンチンを投与したところ躁状態になって、入院せざるを得なくなった患者さんを経験しました。どっちに曲がるかわからない魔球のような薬剤です。

症例13　88歳、女性

3年前からもの忘れがみられ、2年前に近医を受診し、ADの診断を受け、処方された薬剤を指示どおりに服薬していました。まず、尿が近くなりました。そして、眠れず、怒りっぽくなって「娘がお金と通帳を盗んで使っている」と言うようになりました。そのため、薬剤が追加になりました。しかし、精神症状はかえって悪化し、身体の動きが鈍くなり、よく転倒するようになりました。それでも、家族と通院しましたが、さすがに2年経つと、家族は「今の医院では良くなるどころか悪くなるばかり」と思うようになって、ある精神科病院を受診しました。その病院には、認知症専門医がいました。その医師は、すぐに服用している薬剤を調べました。すると、ドネペジルが15mg/日も処方されていたのです。さらに追加された薬剤はスルピリドとプロピベリンでした。

専門医は、これらの薬剤を徐々に減量して、最終的には、ドネペジル5mg/日にしました。すると、頻尿、不眠、転倒、易怒性、もの盗られ妄想は消失しました。

解説▶ 15mg/日のドネペジルを処方する医師がいるということを、筆者は初めて知り驚愕しました。この医師は、ドネペジルを5mg/日処方しても、10mg/日処方しても、認知機能は改善しないし、一方で、アセチルコリン過剰になって頻尿が出現し、不眠、易怒性が現れたことに困惑し「ドネペジルで精神症状が悪化したら、さらに増量しなさい」という言葉を信じて15mg/日投与に踏み切ったのでしょう。でも、予想に反して、精神症状と頻尿はさらに悪化したため、それぞれスルピリドとプロピベリンを追加したのだと思います。その結果、抗ドパミン作用のあるスルピリドがパーキンソン症状をきたして転倒が増えました。抗コリン作用を持つプロピベリンをドネペジルに追加するということは、まったく逆の作用の薬剤を併用しているわけですから、降圧薬と昇圧薬を同時に投与するようなものであり、極めてナンセンスな処方です。ドネペジルは5mg/日のままにしておけばよかったのです。1999年、ドネペジルが発売されて2カ月後、外来のADの患者さんと家族に「1日に朝1回だけお薬を飲んでください」と説明しました。しかし、その患者さんは1日3回毎食後ドネペジルを服用した結果、嘔吐して2日間は食事ができませんでした。その患者さんが外来に来られた時に「先生！あんなに強い薬を飲ませないでください、1日飲んだだけなのにひどい目に遭いました」とおっしゃいました。つまり、ドネペジル15mgを1日だけ飲んで消化器症状に苦しまれたわけです。一方、本症例の患者さんは2年間にわたって15mg/日を飲まされ続け、

副作用に苦しみ、家族は困惑・苦悩されました。本当にひどい医師だと思ってしまうところですが、一つ気にかかることがあります。それは、ドネペジルを15mg/日処方すると、保険審査で査定減となり、超過した5mg/日分のドネペジルの料金を国に返さなければならないのです。つまり、この医師は、自分の利益は減っても、患者さんに対して良かれと思い、このような間違った処方を続きてきたのかもしれません。知識のない医師も悪いのですが「ドネペジルで精神症状が悪化したら、さらに増量しなさい」という呪文はもっと困りものです。長崎大学精神神経科の川口先生は「高齢者が記銘力障害や行動障害を呈すると、安易にADと診断してAD治療薬を投与し、効果がなくても漫然と投与を継続し、『投与を中止すれば6週間で悪化する』と言い続ける医師を多くみかける。私は、一般医師による認知症の治療には懐疑的である。認知症を含む高齢者の患者の治療に当たっては、より一層の疾病理解の努力と治療上の注意が必要であり、常に『診断は正しいのか』『治療法を間違えていないか』と反省を続けなければならない」と記述していらっしゃいます[8]。治療抵抗性の統合失調症の治療に、最近クロザピンという抗精神病薬が使われますが、クロザピンは無顆粒球症、糖尿病性ケトアシドーシスなどの重篤な副作用をきたすため、クロザピンについての研修が課され、試験に合格した者しか処方できません。川口先生がおっしゃるように、ドネペジルも医師ならだれでも処方できる時代から、認知症医療の臨床経験、研修、試験をクリアした医師だけが処方できる認知症治療資格制度に移行する時期にきているのではないかと思います。

薬剤性による9症例を提示いたしました。ドネペジル、抗精神病薬、抗うつ薬、抗パーキンソン病薬といった薬剤は、認知症の治療に大きな効果を表すことがあります。しかし一方で、これらの薬剤は、患者さんの病気によって、また選択する薬の種類やわずかな用量の違いで、副作用をもたらすことを十分に理解しておかなければなりません。どの診療科であっても、それを理解していない医師がステレオタイプに、安易に薬を処方していることが、いまの認知症の薬物療法の最大の問題になっています。やはり、個々の患者さんに合った投与量を心がけるべきです。

高齢者では気をつけるべき薬剤の代表的なものとしては、①抗コリン薬、②向精神薬（抗精神病薬、抗不安薬、抗うつ薬、睡眠薬）、③抗てんかん薬、④抗パーキンソン病薬、⑤抗潰瘍薬（H_2 ブロッカー）、⑥中枢性の降圧薬、⑦抗ヒスタミン薬（抗アレルギー薬）、⑧筋弛緩薬などが挙げられます。米国の Beers Criteria には、さらに詳細に記述されています。2008年、国立保健医療科学院の今井先生は Beers Criteria の日本語版を作成され[9]、当時マスメディアで大々的に報道されました。これに対して批判的な意見もあります。フジ虎ノ門健康増進センターの齊尾先生は「この日本語版リストに、①現在まれにしか処方されていない薬剤が含まれていること、②高齢者臨床に必要と考える薬剤が記載されていること、③わが国で OTC 薬として販売されているものがあることなどの理由で、Beers Criteria 日本語版を未熟なコンセンサスガイドラインである」と述べています[10]。また、廿日市記念病院の戸田先生は「Beers Criteria 日本語版には長期作用型ベンゾジアゼピン系薬（長期型）より短期作用型ベンゾジアゼピン系薬（短期型）のほうが転倒および骨折の危険性は少ない

由が記載されている。Leipzig らの meta-analysis では、有意差はないものの短期型のほうが転倒の危険性が高い傾向にある。その後の報告を調べても、長期型と短期型における骨折や転倒の危険性に差はないと判断することが妥当だ。長期型より短期型のほうが転倒および骨折の危険性が少ないという科学的根拠はなく、推測に基づいていると私は判断した」と記しています[11]。今井先生の日本語版は初版であるため、再考すべき点はあると思います。これらの問題はあるにせよ、高齢者人口が急増しているわが国において、高齢者では注意すべき薬剤があるということを医療関係者に周知したことは、非常に意義深いといえます。今後、いろいろな意見を集約し検証して、加筆・訂正し、より良いコンセンサスガイドラインに進化させることを期待します。Beers Criteria 日本語版は、http://www.niph.go.jp/soshiki/ekigaku/BeersCriteriaJapan.pdf からダウンロードできますのでご参照ください。ここではその一部について私見を交えて説明を加えたいと思います。

◉ 高齢者では回避することが望ましい薬剤 (1)（表2）

　フルラゼパム、フルニトラゼパム、ハロキサゾラム、クアゼパム、ニトラゼパムなどは長期作用型の睡眠薬なので、翌日まで作用が持続し、昼間の眠気を招いてかえって睡眠覚醒リズムを崩し、転倒、骨折のリスクも高くなります。それでは、超短期作用型の睡眠薬ならよいかというとそうとも限りません。超短期作用型のトリアゾラムでは高齢者ではせん妄をきたすことがあるというのは知られていますが、ゾルピデムでもせん妄を起こすことがあります。睡眠薬としては、副作用が少なくて、睡眠を促進するホルモンであるメラトニンの受容体に作用するラメルテオンで眠れるのが理想です。しかし、ラメルテオンだけでは認知症高齢者の睡眠障害は解決しないことがしばしばあります。そういう時は、長期作用型ではなく、短期作用型ではブロチゾラム、ロルメタゼパム、リルマザホンや、短期作用型抗不安薬であるエチゾラム、ロラゼパムなどを少量使用するほうがよいと思います。それでも困難な場合は、多剤の睡眠薬を使ったり、バルビツール系睡眠薬を使用したりするのではなく、少量のクエチアピンを併用するとよいでしょう。

　長期作用型の抗不安薬は、長期作用型の睡眠薬と同様の副作用がみられ、一般的には使用しません。まず、認知症高齢者に抗不安薬を投与しなければならない目的を十分に検討する必要があります。不安が環境や心理的なものに起因するのであれば、まずはそちらの対策が必要です。それで、約半

表2　高齢者では回避することが望ましい薬剤 (1)

薬　剤	問題点	重篤度
フルラゼパム、フルニトラゼパム、ハロキサゾラム、クアゼパム	長期作用型のため、鎮静作用が持続し、転倒、骨折のリスクが高い	高
ロラゼパム（1mg）、アルプラゾラム（0.8mg）、エチゾラム（1.0mg）	短期作用型であるが、（　）内の用量を超えないこと	高
フェノバルビタールを除くバルビツール系	過鎮静で習慣性が高い	禁

数は抗不安薬の投与を回避できます。それでも必要な場合は、ロラゼパム、アルプラゾラム、エチゾラムなどの抗不安薬を少量用います。ただし、短期作用型の抗不安薬は依存を起こしやすいといわれています。それが危惧される場合は、超長期作用型のロフラゼプ酸エチルを 0.5 〜 1mg の少量使うことがあります。しかし、最近では、後で述べますように副作用が少ないタンドスピロンを使用することが多いようです。

◉ 高齢者では回避することが望ましい薬剤 (2) (表3)

　インドメタシンは非ステロイド性消炎鎮痛薬 (NSAID) のなかでは中枢神経系の副作用、すなわち、意識障害、興奮、眠気、めまい、ふらつきなどが比較的強く現れるようです。重症度は低いのですが、非ステロイド性消炎鎮痛薬はできるだけ減らすほうがよいでしょう。また、消炎鎮痛薬は胃粘膜を刺激して食欲低下、吐気などの消化器症状を招くため、消化器系の薬剤がしばしば併用されます。その際に、抗潰瘍薬である H_2 ブロッカーが時々使用されて、既述のように認知機能低下やせん妄をきたすことがあります。したがって、非ステロイド性消炎鎮痛薬は必要最小限に使用すべきです。

　アマンタジンでは、症例6のようなケースにしばしば遭遇します。セレギリンもアマンタジンほどではありませんが、やはり注意が必要です。もともと精神症状や易怒・攻撃性がある患者にはアマンタジンは控えた方がよいと思います。

　アミトリプチリン、イミプラミン、クロミプラミンなどは最初に開発された三環系抗うつ薬であり、抗コリン作用が強いため、高齢者では、症例8のように、せん妄だけでなく、口渇、便秘、霧視、鎮静、起立性低血圧、心電図における QT 延長がみられることがあります。ある総合病院の精神科医が、

表3 高齢者では回避することが望ましい薬剤 (2)

薬　剤	問題点	重症度
インドメタシン	NSAIDのなかではCNS副作用が強い	低
ペンタゾシン	錯乱、幻覚などのCNS副作用が多い	禁
アマンタジン	幻覚、せん妄、攻撃性をきたす	高
セレギリン	CNS刺激作用	高
アミトリプチリン	抗コリン、鎮静が強い	禁
ミルナシプラン	前立腺肥大には禁忌	高
オランザピン	糖尿病禁忌、5mg以上で抗コリン作用	高
レセルピン	鎮静、起立性低血圧、うつ状態をきたす	高
メチルドパ	徐脈、うつ状態を起こす	高

CNS：中枢神経系

AD の新薬であるガランタミンを採用しようとした時に、その病院では、ある向精神薬の採用を中止しないと新たな薬剤は採用できないというシステムだったので、何か中止する薬剤はないかと問われたそうです。そこで、精神科医は何の迷いもなくアミトリプチリンを中止しようと提言したところ、アミトリプチリンは 70 代の医師が使っているということで却下されたそうです。最近では、高齢者のうつ状態に対しては、セロトニン・ノルアドレナリン再取り込み阻害薬（SNRI）、選択的セロトニン再取り込み阻害薬（SSRI）などを使うのが一般的で、アリピプラゾールを併用する強化療法もあります。

　以前は、SNRI はミルナシプランしかなく、前立腺肥大症の患者さんには禁忌でした。2010 年に発売されたデュロキセチンは、より再取り込み阻害作用は強いので、ミルナシプランの代わりに使用することができます。2016 年には、ベンラファキシンも処方できるようになりました。

　オランザピンは抗コリン作用が強く、糖尿病患者には禁忌です。しかし、オランザピンは 4mg/日以下では、ほどよく抗幻覚・妄想、抗易怒・攻撃性作用があり有用性が感じられます。オランザピンを投与する場合は、投与量のさじ加減が重要になります。

　レセルピン、メチルドパは昔の降圧薬であり、最近はほとんど使われなくなりました。前出の齊尾先生は、これらの薬剤を「現在まれにしか処方されていない薬剤が含まれている」と批判しているのでしょう。

◉ 高齢者では回避することが望ましい薬剤（3）(表4)

　クロニジンは、表3のレセルピン、メチルドパと同様ほとんど使われない薬剤であり、起立性低血圧、過鎮静をきたしますので、高齢者にとっては転倒のリスクを増大させます。

　H_2 ブロッカーは既述のようにせん妄、認知機能低下を起こしますので、漫然と投与せずに見直しが必要です。

　スルピリドは、もともとは消化性潰瘍の治療薬として開発されましたが、うつ状態にも効果があるということで、だんだんと精神科で処方されることが多くなりました。三環系や四環系の抗うつ

表4　高齢者では回避することが望ましい薬剤（3）

薬　剤	問題点	重篤度
クロニジン	起立性低血圧、CNS副作用を起こす	高
H_2ブロッカー	せん妄、認知機能低下をきたす	高
スルピリド	パーキンソン症状、転倒の恐れがある	高
抗コリン作用の強い抗ヒスタミン薬 クロルフェニラミン、ジフェンヒドラミン、ヒドロキシジン、シプロヘプタジン、プロメタジン、d-クロルフェニラミン	抗コリン症状（認知機能低下、せん妄、眠気、口渇、便秘、尿閉）などをきたす	高

CNS：中枢神経系

薬よりも抗コリン作用が弱いため、特に、高齢者のうつ状態にしばしば投与されてきました。しかし、スルピリドは抗ドパミン作用があるので、パーキンソン症状が副作用として出現することがあります。まずは、歩行障害です。これにより、転倒・骨折の危険性が高まります。高齢者にとって、転倒の恐れのある薬剤はできる限り回避しなければなりません。次に、遅発性ジスキネジアです。これは、自分の気持ちとは関係なく身体の一部が動く症状で、口部（唇、舌）に多くみられます。最初はガムを噛んでいるような口の動きですが、ひどくなると上顎と下顎の歯が当たる音で周囲の人にも聞こえるくらいです。この音がうるさくて、患者さんを注意する家族もいます。口部の動きが激しい場合は、口が開いて舌が外に出てくることもあり、患者さんにとっては大変な苦痛です。それから、アカシジアという症状があります。これは、そわそわして落ち着かず、重度になると居ても立ってもいられずに足踏みを続ける状態になります。アカシジアも患者さんにとっては非常につらい症状です。したがって、高齢者のうつ状態には、最初からスルピリドを使用するのではなく、まずは先述のように SNRI、SSRI を処方するのが安全です。どうしてもスルピリドを使用しなければならない場合は、少量から使用し、パーキンソン症状の出現を十分に監視する必要があります。

　抗コリン作用の強い抗ヒスタミン薬は、先述のように高齢者の患者さんへの使用は最小限にとどめるべきです。

◉ 高齢者の病態により回避すべき薬剤 (表5)

　糖尿病の患者さんでは、オランザピン、クエチアピンにより糖尿病の悪化がみられ、糖尿病性ケトアシドーシスをきたすことがあるため、これらの薬剤は禁忌です。

　SSRI であるフルボキサミン、パロキセチン、セルトラリンなどの抗うつ薬は低ナトリウムを悪化させることがあるので、高齢者に使用する場合は電解質のチェックが必要です。

　認知症の患者さんには、抗コリン薬、筋弛緩薬、バルビツール系薬、中枢神経刺激薬（ペンタゾシン、

表5 高齢者の病態により回避すべき薬剤

病　態	薬　剤	問題点	重症度
糖尿病、肥満	オランザピン、クエチアピン	病態を悪化	禁
低ナトリウム	フルボキサミン、パロキセチン、セルトラリン	病態を悪化	低
認知症	抗コリン薬、筋弛緩薬、バルビツール系薬、CNS刺激薬	認知機能低下、せん妄、意識・注意力低下、転倒	高
パーキンソン症状	メトクロプラミド、抗精神病薬	病態を悪化	高
不整脈	三環系抗うつ薬	不整脈誘発、QT延長	禁
腎機能低下	H_2ブロッカー	認知機能低下、せん妄	高
COPD	長期作用型ベンゾジアゼピン、βブロッカー	呼吸抑制	高

CNS：中枢神経系

アマンタジン、セレギリン）は、すでにご存じのように認知機能低下、意識障害、転倒などの副作用が問題となります。

　ドパミンが不足しているパーキンソン症状の方に、抗ドパミン作用の強い抗精神病薬を使用すると、パーキンソン症状が増悪して転倒しやすくなり危険です。もちろん、ジスキネジアやアカシジアも起きることがあります。メトクロプラミド、ドンペリドンは吐気止めで、時々高齢者に使われていますが、抗ドパミン作用があるので、やはりパーキンソン症状を悪化させます。

　三環系抗うつ薬は、認知機能や精神状態に影響する以外に、不整脈を悪化させるので、不整脈患者には禁忌です。また、三環系薬は心電図上の QT 延長をきたしますので危険です。

　H_2 ブロッカーは、高齢者の認知機能低下、せん妄の原因となります。また、腎機能低下の患者さんでは、さらに起こしやすくなります。H_2 ブロッカーをどうしても使用しなければならない時は、腎機能を調べ、少量で短期間投与し、綿密に精神症状を評価する必要があります。

　慢性閉塞性肺疾患（COPD）では、長期作用型ベンゾジアゼピン系薬剤（抗不安薬）だけでなく、短期作用型も呼吸抑制をきたします。β ブロッカーも抑制しますが、意外と知られていない薬剤としてドネペジルが挙げられます。喘息発作のために救急搬送されて、やっと退院した患者さんが、まだ調子が悪いと言って来院されたことがあります。この方には、ドネペジル 10mg/ 日が処方されていました。早速、ドネペジルを中止すると、患者さんの呼吸状態は次第に良くなりました。胃・十二指腸潰瘍のある人にもドネペジルは禁忌です。ドネペジルはいろいろなことを念頭に置いて、慎重に処方しなければいけない薬剤なのです。

◉ 高齢者の安全な薬物療法ガイドライン

　日本老年医学会は、日本医療研究開発機構研究費・高齢者の薬物治療の安全性に関する研究班と共同で、「高齢者の安全な薬物療法ガイドライン 2015」を 2015 年 11 月 4 日に作成しました。このガイドラインの総論部分については、http://www.jpn-geriat-soc.or.jp/info/topics/pdf/20150427_01_02.pdf をご覧ください。領域ごとの指針を含むガイドライン全体は、冊子としてメジカルビュー社から同年 12 月 22 日に刊行されましたので、こちらもご参照いただきたいと思います。

◉ 抗コリン・リスクスケール (表6)

　Rudolph らは、薬剤の抗コリン作用の強弱に基づいて番付表を作成しました [12]。これが、抗コリン・リスクスケールです。点数が多いほど強い、すなわち 3 点の薬剤は抗コリン作用が強度ということになります。高齢者の患者さんが服用しているすべての薬剤をこのスケールで評価し、総点が 4 点以上の場合、7 割以上の患者さんで抗コリンの副作用がみられると報告されています。このスケールの 3 点と 2 点の薬剤をみてみましょう。

　まず 3 点の薬剤ですが、ペルフェナジン、トリフロペラジン、フルフェナジンは、統合失調症に対する定型の伝統的な抗精神病薬です。これらの薬剤は認知症高齢者に使用されることはありま

せん。アミトリプチリン、イミプラミンは三環系抗うつ薬であり、すでに言及したとおり、SNRI、SSRI が代替薬になります。

　d-クロルフェニラミン、シプロヘプタジン、ジフェンヒドラミン、ヒドロキシジン、プロメタジンなどは抗ヒスタミン系の抗アレルギー薬です。特に、ヒドロキシジンは高齢者の不眠に、従来からしばしば経口薬や注射薬で投与されていました。ただし、この薬剤は正常な睡眠をもたらしていたわけではなく、低活動型のせん妄を起こしていたのかもしれません。場合によっては、過活動型せん妄になり、幻覚、妄想、不穏を招くリスクもあります。

　オキシブチニンはプロピベリンと同様、頻尿の薬です。例えば、前頭側頭葉変性症の患者さんで、手洗いに何回も行く常同行動を頻尿と勘違いして、オキシブチニンを投与すると精神症状が悪化するかもしれません。ジサイクロミン、ロートエキスは消化管の蠕動運動を抑制して便秘をきたし、イレウスのリスクになります。アトロピンも強力な抗コリン薬ですので、これは一般的に高齢者には使用しません。

　チザニジンや2点のバクロフェン、1点のメトカルバモールは、すべて筋弛緩薬です。これは筋肉の凝り、張り、痛みを和らげる作用がありますが、転倒のリスクにもなりますので、どうしても投与しなければならない時は1点のメトカルバモールの方がよいと思います。

　次は、2点の薬剤です。プロクロルペラジン、クロザピン、オランザピンは抗精神病薬で、ノルトリプチリンは三環系の抗うつ薬ですが、高齢者には少量のオランザピン以外のこれらの薬剤はほとんど使用されません。

　セチリジン、ロラタジン、トリプロリジンは抗アレルギー薬です。抗アレルギー薬では、抗コリン作用が強い薬剤がいかに多いかということがわかります。

　アマンタジンはパーキンソン病の薬ですが、高齢者では脳梗塞後のアパシーによく使われます。ある患者さんは、アマンタジン服用後に「虫がいっぱいいる」と言って大騒ぎになったことがあります。

表6　抗コリン・リスクスケール

3点	2点	1点
ペルフェナジン	プロクロルペラジン	ハロペリドール
トリフロペラジン	クロザピン	リスペリドン
フルフェナジン	オランザピン	クエチアピン
アミトリプチリン	ノルトリプチリン	パロキセチン
イミプラミン	セチリジン	トラゾドン
d-クロルフェニラミン	ロラタジン	ミルタザピン
シプロヘプタジン	トリプロリジン	レボドパ・カルビドパ
ジフェンヒドラミン	アマンタジン	エンタカポン
ヒドロキシジン	ロペラミド	プラミペキソール
プロメタジン	シメチジン	セレギリン
オキシブチニン	トルテロジン	メトクロプラミド
ジサイクロミン	バクロフェン	ラニチジン
ロートエキス		メトカルバモール
アトロピン		
チザニジン		

（文献12より）

ロペラミドは下痢に対する薬です。高齢者の下痢にはあまりロペラミドは使用せずに、輸液で水分補給して様子をみた方がよいのかもしれません。

シメチジンは H_2 ブロッカーの抗潰瘍薬です。最近は、消化性潰瘍に対しては、ランソプラゾール、オメプラゾール、ラベプラゾールなどのプロトンポンプ阻害薬がよく処方されるようになったので、シメチジンの使用頻度は低くなりました。

トルテロジンは新しい頻尿の薬です。この薬はオキシブチニンと異なり、抗コリン作用が中枢神経系には及びにくいといわれていました。しかし、ある AD の患者さんで、投与されていたトルテロジンを中止すると 16 点だった MMSE が 22 点に改善しました。したがって、トルテロジンでも症例によっては抗コリン作用が中枢神経系にも影響しており、オキシブチニンと同様に注意する必要があります。

これまで説明しました抗コリン作用は一過性の使用による副作用ですが、慢性的に使用した場合の副作用もあります。Carriere らは、65 歳以上の 6,912 名の患者さんを対象として 4 年間追跡調査しました。その結果、抗コリン薬服用者は未服用者と比較して認知症が 1.65 倍でした [13]。このように、抗コリン薬は急性期の副作用だけではなく、慢性的な使用による認知症のリスクもありますので、高齢者に対しては可能な限り抗コリン薬を使用しないように心がけるべきであり、どうしても必要な場合には短期間に制限すべきです。

2) 身体的要因による BPSD

次は、薬剤以外の生物学的な要因について検討したいと思います。

症例 14　　87 歳、男性

2 年前にレビー小体型認知症を発症しました。漢方薬の抑肝散の投与により、夜間良眠で精神的に落ち着いていました。3 日前から昼間はボーっとしたりウトウトしたりし、夜間は眠れず、昼夜逆転の状態になったため来院されました。診察時は 37.1℃の微熱があり、血液検査では白血球が増加し、炎症反応が上昇していました。胸部 X 線検査では右下肺野に陰影がみられたため、肺炎と診断されました。抗菌薬の点滴により肺炎は改善し、それに伴って昼夜逆転もなくなりました。

解説▶高齢者の肺炎は、発熱、咳嗽がみられず非定型なこともあり、また認知症患者さんの場合、あまり訴えもないため、見過ごされる場合があります。このような肺炎や膀胱炎などの感染症でも BPSD が出現することがあります。慢性および急性の炎症は、腫瘍壊死因子（TNF）-αやインターロイキン（IL）-6 などの炎症性サイトカインの上昇を介して、認知症の認知機能障害を増悪させます [14]。また、急性の炎症は、炎症性サイトカインの増加により、認知症の患者さんに精神症状をきたすと報告されています [15]。したがって、主訴は精神症状

でも認知症高齢者の場合は、いきなり精神科的な治療をするのではなく、きちんと血液・尿検査、画像検査を行い、身体的な病気がないかどうかを綿密に調べる必要があります。その結果、身体疾患があれば、まずはその治療を優先すべきです。

症例 15　　74 歳、男性

　1 年前に前頭側頭葉変性症を発症し、79 歳の妻が介護をしていました。ある朝、言うことにまとまりなく、落ち着きがなかったため受診されました。この方は糖尿病で、インスリンによる治療を受けていました。血液検査の結果、血糖値が 42mg/dL と低値であったため、グルコースの点滴をして改善しました。

　解説▶認知症高齢者で糖尿病の患者さんの介護は大変です。高齢の配偶者が介護している場合は、服薬や食事の管理が不十分なことがあり、このケースのような事態に陥ることがしばしばみられます。糖尿病の患者さんでは低血糖になっても高血糖になっても BPSD や意識障害を呈することがあります。老老介護で糖尿病を合併した認知症の患者さんの場合は、介護者への疾患教育と生活支援、他の家族への介護支援の呼びかけが重要になってきます。

症例 16　　81 歳、男性

　高血圧、脂質異常症、脳血管性認知症などのため、かかりつけ医に通院していました。6日前から、怒りっぽくて攻撃的になったため来院されました。血液検査では炎症反応が高めで好酸球が増加していました。診察中に患者さんが背中を掻いたため背中をみると、広範囲の皮疹と引っ掻き傷がありました。そこで、皮膚科に紹介して治療してもらったところ 4 日後に湿疹は良くなり、易怒・攻撃性も改善しました。

　解説▶認知症の患者さんでは、疼痛、掻痒感、嘔気などのように本人が不快に感じる症状でも時々 BPSD が出現します。また、患者さんは自らその不快感を訴えることが困難な場合があります。したがって、検査だけでなく、全身のきめ細かい診察も必要です。また、皮疹、皮下出血、骨格の変形などは家族でも気付くことができますので、家族がすぐに対応することで BPSD の悪化を阻止できます。認知症の患者さんで精神状態に変化がある場合は、患者さんの全身をくまなく調べることで早期発見、早期の対応が可能になります。

症例 17　　69 歳、男性

　1 年前に B 総合病院でレビー小体型認知症との診断を受け、ドネペジル 5mg/ 日を処方され、どんどん焦燥・攻撃性が悪化するということで来院されました。ドネペジルを 1mg/日にしたことで、それらの症状は軽減しました。しかし、ある日通院した折、家族が「時々

II. BPSD の実態

イライラがみられる」と言われました。そこで、体調はどうかと尋ねると、時々便秘することがわかったため、便秘薬を投与したところ改善し、イライラもなくなり、今まで参加していなかったデイケアの集団活動にも加わるようになりました。

解説▶レビー小体型認知症では多彩な自律神経症状が特徴的であり、起立性低血圧、排尿困難、過剰発汗、そして便秘がみられます。そのため、レビー小体型認知症の患者さんでは、これらの症状が診断の根拠になる一方で、患者さんの QOL を悪化させる一因にもなります。特に、便秘は持続するとイレウスのリスクを高めます。それだけでなく、より重要なのは便秘だけで BPSD の原因にもなります。症例 16 も含めて、掻痒感、疼痛、便秘などのように高齢者以外では精神症状の原因にならないようなことでも、BPSD の要因になることを理解しておくべきです。

症例 18　　**68 歳、男性**

　3 年前から、怒りっぽい、我慢ができない、こだわりが強い、朝から飲酒する、テレビも新聞も観なくなるなどの症状が出てきたため、1 年前に受診されました。その際、MMSE は26 点でしたが、臨床的には、性格変化、常同行動、食行動障害、アパシーなどがあり、頭部MRI 上、前頭・側頭葉の萎縮があったため、前頭側頭葉変性症と診断しました。また、肝機能異常が認められたため、総合病院に紹介したところ、アルコール性肝炎と診断され、禁酒と食事療法の指導を受けました。しかし、まったく禁酒を守らず飲み続けました。初診 5 カ月後、孫の送迎を頼んでもしない、電話に出ても内容がわからない、昼間、便失禁して床に落ちた便を踏んで歩きまわるなどがみられたため、その 1 カ月後に再診されました。家族は、もの忘れが進行したのではないかと心配されていました。受診時、アルコールは飲んでおらず、MMSE は 25 点でしたので、1 カ月前の症状はアルコールによるものと思いましたが、脳の精査のために MRI 検査をしたところ、吸収されつつある硬膜下血腫が認められました。その後、家族は「そう言えば、夜中にドンと音がすることがあって、酔っ払って転倒したのだと思った。最近は 1 カ月前ほどもの忘れはひどくない」と言われました。

解説▶前頭側頭葉変性症では、食行動障害がみられます。この障害には、過食、甘いもの・濃い味への嗜好、盗食、異食、多飲などがありますが、アルコールの多飲もしばしば起こります。一般的なアルコール依存症とは異なり、発症前の異常飲酒はなく、発症後にみられるようになります。この方の飲酒も食行動障害の 1 つですが、アパシーにより何もしない時間が増加し、それを飲酒で埋めていた可能性もあります。いったん飲酒する生活パターンができあがると、前頭側頭葉変性症の常同的傾向により、飲酒生活が定着して、これを変更することは極めて困難になります。前頭側頭葉変性症のアルコール多飲には、アルコール依存症の治療プログラムの効果は一般的には期待できません。抑肝散あるいはアリピプラゾールの薬物療法でも、このような不健全で不適応な行動障害が変わらない場合は、入院加療を要することが多いよ

うです。

　前置きが長くなりましたが、本題に入りたいと思います。便失禁してそれを踏んで回るというのは、意識レベルの低下があるのではないかとまず考えます。そうすると、昼間から飲酒して酩酊したのが原因と即断しがちです。しかし、アルコール依存症の患者はしばしば転倒して慢性硬膜下血腫を起こしやすいといわれています。この点は、アルコール多飲の前頭側頭葉変性症の場合も同様だと考えられます。したがって、このような患者さんには画像検査が必要になります。この方は、おそらく数カ月前に転倒して慢性硬膜下血腫を起こし、脳が血腫に一番圧迫されている時に便を踏んで回り、その後少しずつ血腫が吸収されるにしたがって、意識レベルが回復してきたことが考えられます。やはり、認知機能や行動面でなんらかの変化があれば、身体と脳の精査は欠かせません。

症例 19　　81 歳、女性

　3 年前にもの忘れがみられるようになり、だんだん進行して、料理ができなくなったため、かかりつけ医の紹介により 1 年前に当院を受診されました。MMSE は 19 点で認知機能障害はみられましたが、BPSD はなく、頭部 MRI 上、頭頂・側頭葉の萎縮があったため、AD と診断しました。かかりつけ医には、診断を告げ、ドネペジルの使用を勧めました。それから 10 カ月後にグループホームに入所されました。当初は、家事の手伝いをしていましたが、だんだんとできなくなり、なにもせずにボーっとしていることが多くなり、また歩行も遅く不安定で、失禁が多くなりました。施設スタッフは介護負担が高度になったため、介護保険の再申請をした方がよいと家族に説明して、当院を再受診されました。MMSE は 9 点と 1 年前と比べて 10 点も低下していました。短時間で認知機能障害、ADL 低下が急激に進行し、アパシーもみられるため、脳器質的な疾患を疑い、頭部 MRI の検査をしました。すると、右の大脳基底核に腫瘍様病変が認められ、総合病院の脳神経外科に紹介したところ、神経膠芽腫でした。

　　解説▶この患者さんは、もともとは介護保険の再申請の目的で認知機能・介護負担の評価のために受診されたのですが、それだけで終わっていたら、脳腫瘍を見逃すところでした。本症例のように、AD でも予想以上に認知機能と ADL が低下して、BPSD であるアパシーをきたした場合は、生物学的な変化、特に脳器質的異常を疑って検査する必要があります。AD では、無治療の場合、1 年間で MMSE は平均 4 〜 5 点低下します。したがって、MMSE が 6 点以上低下し、神経症状、ADL 低下、BPSD などのうち、明らかな悪化がみられれば、一般的には精査が必要だと思います。

　身体的な異常が BPSD の原因であった 6 症例を提示しました。このように、BPSD の原因として、まずは薬剤や身体合併症などの生物学的な問題が挙げられます。それでは、BPSD の原因として最

II. BPSDの実態

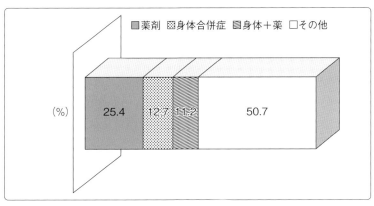

図2 BPSDの原因

(文献4より)

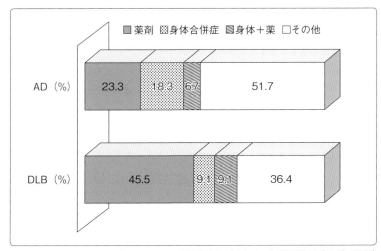

図3 BPSDの原因(アルツハイマー型認知症(AD)とレビー小体型認知症(DLB)の比較)

も多いのはどれなのでしょうか。中野先生の研究によると、薬剤が一番多く、次は身体合併症であり、この2つで原因の半分を占めることが明らかになりました（**図2**）[4]。また、ADとレビー小体型認知症に分けて解析すると、ADでは、約半数近くが薬剤と身体合併症が原因ですが、レビー小体型認知症では、薬剤と身体合併症が原因の約65％で、薬剤だけでも55％に及びます（**図3**）。レビー小体型認知症では抗精神病薬に過感受性を呈するといわれていますが、それどころかいろいろな薬剤にも過敏であることが明らかになっています。したがって、レビー小体型認知症の患者さんでは、薬剤をより慎重に使用しなければなりません。

3）介護・環境要因によるBPSD

BPSDの原因として薬剤、身体合併症の次に挙げられるのは、介護・環境の問題です。

症例 20　　84歳、女性

　2年前にかかりつけ医からADの診断を受け、ドネペジル5mg/日を服用していましたが、もの忘れは少しずつ進行しました。ところが、1カ月前から夜間眠れず落ち着かなくなったため受診されました。特に、身体的な問題はありませんでした。そこで、最近の日常生活について話を伺うと、緑茶を飲んだのを忘れて、何杯も飲む、特に夜が多いということがわかりました。そこで、緑茶を麦茶に変えると、不眠と落ち着きのなさはなくなりました。

　解説▶この患者さんは緑茶に含まれているカフェインにより不眠で落ち着きがなくなったと考えられます。昼間のカフェイン飲料の摂取はあまり問題になりませんが、高齢者では夕方からの摂取で不眠になる方が結構いらっしゃいます。茶の中では、緑茶、ウーロン茶、紅茶にカフェインが含まれています。しかし、ほうじ茶は大丈夫のようです。茶以外でも、コーヒーやコーラにもカフェインが入っていますので注意が必要です。ある施設では、不眠の入所者の方が多く、睡眠薬が処方されていましたが、夕食時の緑茶をほうじ茶に変更したところ、過半数の方は睡眠薬なしで眠れるようになったそうです。睡眠薬の使用が少なくなったため、夜間の転倒も減少しました。ある専門家はよい睡眠のために、高齢者は15時以降のカフェイン飲料の摂取をしない方がよいと推奨しています。

症例 21　　73歳、男性

　5年前に不眠でかかりつけ医から睡眠薬を処方されていました。3年前にもの忘れが進んできたので受診し、脳血管性認知症の診断を受けました。少しずつ記憶障害が進み、不眠もひどくなって睡眠薬が増えたということで相談を受けました。日常生活では、変形性膝関節症もあるため、だんだんと外出することが少なくなってきたようです。そこで、少なくとも1日に1回は昼間外出するように助言したところ、睡眠薬を減らして眠れるようになりました。

　解説▶外出を増やすことで眠れるようになる要因に2つのことが考えられます。1つ目は、運動です。運動量が増えることで身体が適度に疲れて眠りやすくなります。デイケアに通所している患者さんの家族から「デイケアがある日はよく眠れるが、ない日は寝つきが悪い」ということをよく耳にします。2つ目は日光浴です。昼間に日光浴をすると、夜にメラトニンというホルモンが上昇して寝つきがよくなります。メラトニンの作動薬が2010年にラメルテオンという薬剤で市販されるようになりました。メラトニンはそれほど睡眠には必要なホルモンなのです。それから、昼間の日光浴は、後でお話ししますが、神経伝達物質であるセロトニンを増加させます。セロトニンは昼間の覚醒度を上げ、精神的な落ち着きをもたらし、ひいては夜間の不眠も改善します。

II. BPSDの実態

症例 22　　69歳、女性

　1年前にADになり、かかりつけ医からドネペジルをもらっていました。1週間前から不眠症になったということで受診されました。薬剤や身体的な問題はなかったため、定刻の起床、昼間の外出・日光浴、夕方からのカフェイン回避、就寝前の入浴などの日常生活上の指導を行いました。しかし、不眠は変わらなかったので、軽い睡眠薬を処方しましたが「効かないので、もっと強い薬をください」と言われました。睡眠薬の服用時間を確認したところ「なるべく早く寝たいので、20時に飲んでいる」と言われました。元来は22時の就寝だったので、21時40分頃に服薬するように助言したところ眠れるようになりました。

　　解説▶睡眠薬はあまり早く服用すると効かないことがあります。おそらく、睡眠薬の血中濃度が上昇している時に眠くなるのだろうと思います。服薬して2時間も経過すると、睡眠薬の血中濃度は上昇せず徐々に下降するため入眠作用が減弱します。もともと、早く眠ろうと焦る気持ちは不眠には禁物です。だから、早く休むために睡眠薬を早く飲んでも効果は期待できません。さらに、眠れないからと焦り、追加して服用する方がいます。それで仮に入眠できたとしても、トイレ起き時にふらついて転倒することがあります。焦る気持ちを抑えて、薬剤の血中動態を十分に考慮して、睡眠薬は就寝の15〜30分くらい前に服用することが重要です。

症例 23　　83歳、女性

　3年前にADと診断され、3カ月前から「お金を嫁に盗られた」と言うようになったため、家族に連れられて来院されました。本人は「嫁は私の年金を勝手に使っている。さんざん家を出て行けというが居座っている。ひどい嫁だ」などと一気にまくしたてられました。家族の話では、お嫁さんは介護疲れが激しくうつ状態になっているとのことでした。そこで、入院となりました。病棟では7時に起きて21時に就寝する規則正しい生活でした。薬物療法により、もの盗られ妄想は徐々に軽快して、外泊時も特に問題なく退院されました。1カ月後、夜間不眠で昼間にウトウトして昼夜逆転の状態になり、もの盗られ妄想も再燃してきたため、家族はまた入院を希望されました。家族に最近変わったことを問うと「看護学生の孫が実習のため夜遅く帰ってくるので、家族もだいたい24時ごろまでは起きている」とのことでした。そこで、孫には帰宅しても静かにしてもらい、他の家族も以前のようになるべく早く床についてもらって、本人が21時に就寝できるような環境作りをお願いしたところ、次第に昼夜逆転、もの盗られ妄想はなくなりました。

　　解説▶ヒトの活動・休止（睡眠）、深部体温、メラトニンや副腎皮質ホルモンの血中濃度などには、約24時間を周期とする周期的変動がみられます。これが概日リズムです。このリズムは、視床下部の視交叉上核に存在する生物時計によって統括されています。動物実験で視交

63

叉上核が破壊されると、概日リズムは消失します[16]。80歳以上の高齢者は視交叉上核の細胞数が有意に減少し[17]、概日リズム機能が低下して、睡眠が夜間に集中せず、昼間の眠気や居眠りをきたします。AD では、視交叉上核の神経細胞がさらに減少し、睡眠・覚醒リズムの障害はより重度です。このリズムが障害されると、夜間の行動量が増え、夜間の不眠、興奮・徘徊などの BPSD の原因にもなります。また、睡眠障害が持続すると精神状態も不安定になり、妄想が再燃することもあります。したがって、AD の患者さんは、定刻の起床・就寝が重要で、それが維持されると、睡眠障害に陥ることはなく、精神的にも安定します。この患者さんの場合、入院により規則正しい生活を送ることができ、これが睡眠・覚醒リズムを安定させていました。ところが、退院後、孫の遅い帰宅のために入院中であれば 21 時に就寝していたのができなくなり、次第に睡眠・覚醒リズムが乱れ、精神的安定が損なわれ、妄想が再燃してきたものと考えられます。また、概日リズムとは別に、認知症の患者さんは環境・習慣の変化に非常に脆弱であり、うまく適応できずに BPSD をきたすことがあります。この方は、病棟の日課に基づく規則正しい生活から、自由度の高い、変化に富む自宅での生活への「変化」に対応しきれなかった可能性も考えられます。そこで、病棟生活の規則性は無理だとしても、生活上の「変化」をできるだけ軽減させるために、家族の協力が得られた結果、患者さんは少しずつ落ち着かれたわけです。

症例 24　　78 歳、女性

　1 年前から嫁に対してもの盗られ妄想があり、だんだんとひどくなったため受診し、AD と診断されました。家族は「もの盗られ妄想でほとほと困っている。長男だからといってなんで自分が面倒をみないといけないのか。早くいなくなればいい」と言い放ち、本人の悪いところばかりを指摘していました。抗精神病薬の投与にもかかわらず妄想は変わりませんでした。とうとう、長男は長女に本人の介護を押し付けました。長女は「お母さんは犬が大好きで、一緒に散歩するのが日課だったが、弟のところではまったく散歩ができなかった。うちに来て、毎朝犬と散歩するようになりだいぶ落ち着いた。もの盗られ妄想なんか全然ありません」などと話されました。抑肝散の投与だけで、抗精神病薬は不要になりました。

　　解説▶介護者は、認知症患者さんの気になるところばかりを注意し、残存している能力や良い面に目を向けなければ、患者・介護者関係は悪化します。そして、患者さんの介護者に対する、もの盗られ妄想や被毒妄想などの被害妄想が現れてきます。松本診療所の松本先生も「認知症本人の心には病気のために混乱した症状がある一方、認知症になってもなお、家族や友人を思いやる力が残っている。病気のためにできなくなっていることばかりに目を注ぐのではなく、認知症という病気を持っていてもなお、その人に残る力に目を注ぎながら支援することが大切である」と述べています[18]。妄想は患者さんの介護者に対する意思表示なのに、長男はそれをまったく理解しようともせずに非難・叱責したため、妄想はさらに増大し

たと考えられます。一方、長女はこの患者さんの苦しみを理解しようと努め、今何ができるか、何をしたいかに着目してそれを叶えたことで、患者・介護者関係が好転し、被害妄想も改善しました。やはり、認知症患者さんを理解しようという気持ちや姿勢がなければ介護はうまくいきません。

症例 25　　79歳、男性

　2年前に前頭側頭葉変性症と診断され、抑肝散を服用していました。10日前からイライラして怒りっぽくなったため、家族に付き添われて来院されました。薬剤や身体合併症などの生物学的な問題はありませんでした。イライラが出てきた頃に変わったことはなかったかと家族に尋ねたところ、奥さんが入院されたということでした。6日後に奥さんが退院すると、患者さんのイライラは消失しました。

> **解説▶**すでにお話ししたように、認知症の患者さんは生活上の「変化」に脆弱です。とりわけ、前頭側頭葉変性症では「変化」によって動揺・混乱し、患者さんのBPSDがしばしば悪化します。また、前頭側頭葉変性症の男性の患者さんにとっては、配偶者の不在は日常生活上だけでなく、心理的にも大きな変化になるので、ほとんどの患者さんは配偶者の入院によりBPSDが増大します。もともと、前頭側頭葉変性症では同じ行動を何回も行う常同行動があり、また決まった時刻に食事、散歩、入浴などをする時刻表的生活がみられます。したがって、患者さんは気分転換で温泉や観光旅行に行くと、かえって精神的に不安定になることが多いので、なるべくそういうことはせずに、ワンパターンの生活を心がけるように介護者に指導します。この治療はルーチン化療法と呼ばれています。ただし、判で押したような生活を続けるのは困難なこともあります。どうしても変化を回避できない場合は、その変化を最小限にとどめるようにしましょう。例えば、施設に入所する時は、今まで長年使ってきたなじみのものを許容できる限り持ち込んだり、部屋のレイアウトを自宅の部屋と同じようにしたりするとよいと思います。

症例 26　　80歳、男性

　1年前「夜に知らない人が入ってくる」「家の中に牛がいる」などと言うようになったため受診されました。レビー小体型認知症と診断して、ドネペジル2mg/日を投与したところ、幻視は消失しました。それから半年後、幻視に加え、幻聴も起こり、通所リハビリテーションを勧めると大声を出して拒絶するようになったということで入院されました。同伴した長男は、あまり多くを語られませんでした。この患者さんのケアマネージャーが入院後の様子を見に来られました。ケアマネージャーによると、奥様が入院されて、長男、孫だけの男所帯になってから易怒性、拒絶がみられるようになったようです。それまでは奥様が介護をし

ていましたが、入院後は認知症への理解がない長男が一方的に指示したり、命令したりしていました。通所リハビリテーションも喧嘩腰で患者さんを行かせていました。入院後は、幻視、幻聴の訴えや介護拒否はなく落ち着かれました。

解説▶奥様の入院だけでも患者さんにとっては非常に大きなストレスですが、病気への理解がない家族が介護に当たると、落ち着いていた精神症状が再燃します。もの忘れ外来では、診断後に認知症についての簡単な心理教育を行います。心理教育によって、病気の特徴、予後、薬物療法、ケア・かかわり方について介護者に説明して理解していただきます。認知症は「老化」ではなく「病気」です。認知症の脳では、神経細胞がどんどんと減って萎縮しています。例えば「もの盗られ妄想」があっても、病気の症状の1つという理解があれば、家族も頭ごなしに怒ることは少なくなります。対応が変わってくれば、患者さんも落ち着いてきて、問題と感じる行動も減少します。レビー小体型認知症や前頭側頭葉変性症の場合はADとは違った特徴がありますので、簡単なパンフレットを作成して介護者に説明しています（このパンフレットは菊池病院のホームページ http://www.kikuchi-nhp.jp/ にアップされていますので、ダウンロードしてご活用ください）。

　今回のケースの場合は、奥様には心理教育を行っていたのですが、長男までには伝わっていなかったようです。また、男所帯では、事務的で白か黒かしかないような介護になってしまいがちなので難渋することがあります。

　認知症の診断や病状の変化の原因探索には、患者さんだけでなく介護者の話も非常に重要ですが、このケースのように介護者がすべてをお話しにならない場合があります。また、ある介護者は、いろいろな薬物療法や非薬物療法を試しても、いつも「全然変わらない」とだけしか言われません。このような場合には、比較的第三者的な立場にいるケアマネージャーに話を伺うと有益な情報が得られます。この情報はBPSDの見極めにも有用ですが、BPSDの改善の鍵になることがあります。

　これまでにドネペジルによりBPSDが悪化した症例を提示してきましたが、この症例のように少量で幻視が改善することもあります。認知症の種類、進行度、臨床症状、年齢などを考慮して、0.5mg/日単位で投与量を調整すると、ドネペジルは非常に有用な薬剤といえます。しかし、認知症の患者に3mg/日投与して、2週間後には5mg/日を投与し、進行したら10mg/日に増量するというステレオタイプな処方をすると、せっかくのドネペジルの有用性が台無しになってしまいます。

　介護・環境の問題について7症例を提示してきました。患者さんを介護・ケアする上では、患者さんのお話を十分聞くことはもとより、患者さんの心理社会的背景を十分把握するために多方面にわたって情報を収集する必要があります。

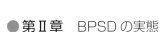

● 第Ⅱ章　BPSD の実態

1) 水野 裕：BPSD への対応の現状と課題．老年精神医学雑誌 21: 36-43, 2010
2) Ferri CP et al: Behavioral and psychological symptoms of dementia in developing countries. Int Psychogeriatr 16: 337-350, 2004
3) Suh GH, Kim SK: Behavioral and Psychological Signs and Symptoms of Dementia (BPSD) in antipsychotic-naïve Alzheimer's Disease patients. Int J Geriatr Psychiatry 17: 403-408, 2002
4) 中野正剛ほか：認知症に伴う行動・心理症状（BPSD）への医療介入に関する実態調査．老年精神医学雑誌 22: 313-324, 2011
5) 遊亀誠二ほか：認知症におけるうつとアパシーの検討；4 大認知症（AD, DLB, FTLD, VaD）を対象として．老年精神医学雑誌 21（増刊 -2）: 150, 2010
6) Ihara M et al: Cilostazol add-on therapy in patients with mild dementia receiving donepezil: a retrospective study. PLoS One 9(2): e89516, 2014
7) 木村武実ほか：前頭側頭型認知症の心理行動症状に対する塩酸ドネペジルの影響．老年精神医学雑誌 20（増刊 -2）: 137, 2009
8) 川口 哲：ガランタミン臭化水素酸塩中止により症状が改善した，アルツハイマー型認知症と診断された高齢者の 1 例．Dementia Japan 25: 325, 2011
9) 今井博久ほか：高齢者における不適切な薬物処方の基準：Beers Criteria の日本語版の開発．日医雑誌 137: 84-91, 2008
10) 齊尾武郎：Beers Criteria 日本版への疑義：未熟なコンセンサスガイドライン．臨床評価 36: 467-472, 2008
11) 戸田克広：「高齢患者における不適切な薬剤処方の基準 - Beers Criteria の日本版の開発」への質問：長期作用型ベンゾジアゼピン系薬より短期作用型ベンゾジアゼピン系薬のほうが安全なのでしょうか．日医雑誌 137: 1496-1497, 2008
12) Rudolph JL et al: The anticholinergic risk scale and anticholinergic adverse effects in older persons. Arch Intern Med 168: 508-513, 2008
13) Carriere I et al: Drugs with anticholinergic properties, cognitive decline, and dementia in an elderly general population: the 3-city study. Arch Intern Med 169: 1317-1324, 2009
14) Holmes C et al: Systemic inflammation and disease progression in Alzheimer disease. Neurology 73: 768-774, 2009
15) Holmes C et al: Proinflammatory cytokines, sickness behavior, and Alzheimer disease. Neurology 77: 212-218, 2011
16) Rosenwasser AM, Turek FW: Physiology of the mammalian circadian system. In Principles and Practice of Sleep Medicine, ed. by Kryger MH, Roth T, Dement WC, 4th ed, Saunders, Philadelphia, 2004, pp351-362
17) Swaab DF et al: The suprachiasmatic nucleus of the human brain in relation to sex, age and senile dementia. Brain Res 342: 37-44, 1985
18) 松本一生：認知症の人と家族を支えるということ．現代のエスプリ 507: 9, 2009

こぼれ話 2

米国の姥捨て

　2010年末、急性骨髄性白血病治療薬のシタラビンが全米的に不足し、患者さんの治療に支障をきたしました。急性骨髄性白血病の治療にはシタラビンが必須の薬剤であり、他の代替薬はなく、患者さんにとって「治療に支障をきたす」ことは「死」を意味するだけに極めて深刻でした。シタラビンは1969年に認可され、特許はかなり以前に切れてしまい、わずか3つのジェネリック・メーカーが低価格薬品として細々と製造を続けてきた薬剤でした。これらのメーカーは、生産・在庫の過剰を抑えるために、需要と供給のギリギリのバランスのところで製造態勢を調整してきました。しかし、2つのメーカーで「注射薬に不溶物が残存する」という異常事態により生産が中止され、一転して深刻なシタラビンの供給不足に陥ってしまいました。これは「市場原理」を徹底することで薬剤供給態勢を構築してきた米国医療界の弊害といえます。急性骨髄性白血病の治療に不可欠なシタラビンが入手できなくなった事態に対して、米国の癌治療施設は「使えなかったら死ぬ」とわかっていても、シタラビンがない以上、どこかで切り詰めるために「大人より子ども」「寛解期の地固め治療よりも急性期の寛解導入治療」と、優先順位を決めて使用を制限するようになりました。それにより、高齢者の患者さんのほとんどはシタラビンが使用できなくなり、その結果は言うまでもありません。これは米国の「姥捨て」といえるでしょう。しかし、これは氷山の一角であり「姥捨て」に匹敵するもっとたくさんの事例があることが推測されます。

(参考引用：李啓充：薬がない！医学界新聞 2011年5月23日, p5)

こぼれ話 3

レビー小体型認知症で霊体験？

　ある80歳代のレビー小体型認知症の患者さんは、1年前から「夜になると、おじいさんたちが家の中に入ってくる」と言うようになり、5カ月前には息子を父親と思ったり、娘を妹と間違えたりすることがありました。2カ月前につまずき、立ちくらみで転倒することが多くなりました。臨床的には、幻視、認知機能の動揺、パーキンソン症状があり、典型的なレビー小体型認知症です。その後の外来で、娘さんは「そう言えば、10年ぐらい前からですが、近所で葬式がある日に限っていつも母は『家の中を10人ぐらいの人が通り抜けていく』と言っていました。私たちは、母は霊が見えるのだと思っていました」と話されました。この患者さんの体験は、レビー小体型認知症の幻視の前駆症状だったのでしょうか、それとも…。

Ⅲ. BPSDの治療

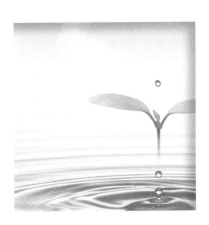

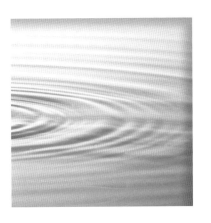

Ⅲ. BPSDの治療

1. BPSDの生物学的原因の早期発見と対応

　BPSDへの対策を立てるためには、患者さんのBPSDをよく把握し、原因をなるべく早く見つけなければいけません。すでにお話ししたように、BPSDの原因の約半数は薬剤、身体合併症などの生物学的な要因です。まずは、この要因がないかどうかを調べる必要があります。認知症高齢者の場合は、身体合併症だけでなく、発熱、感染、脱水、疼痛、掻痒感、便秘、嘔気などのような本人が不快に感じるすべての症状でもBPSDが悪化します。疼痛や掻痒感などで、BPSDが出現するのかと疑問を持たれる方もいらっしゃるかと思います。しかし、湿疹による掻痒感で易怒・攻撃性をきたした症例を第Ⅱ章でご紹介いたしました。このような症例はまれではありません。また、Huseboらは、介護施設に入所中の中等・重度の認知症患者352人を対象に、疼痛治療によりBPSDが改善するかどうかを検討しました。その結果、疼痛治療群は対照群に比べ、Neuropsychiatric Inventory（NPI：介護している人が評価するBPSDのスケール）の総得点が有意に減少し、特に焦燥が有意に改善しました[1]。さらに、Inabaらは80歳代のアルツハイマー型認知症（AD）の症例で、クロルプロマジン50mg/日にも反応しない、咬みつき、唾吐き、暴力などの行動障害が歯科治療により改善したと報告しています[2]。このように、非高齢者では精神症状が起こるとは考えられないような症状でも、高齢者ではBPSDをきたす危険性があります。そして重要なのは、家族でもこれらの症状に気付くことができるということです。特に、発熱、皮疹、皮下出血、食欲低下、便秘などに対しては注意していただきたいと思います。該当する症状に気付いた時には、すぐかかりつけ医の先生に診察してもらうことでBPSDに対する迅速な対応が可能になります。

　患者さんの処方薬や身体合併症を管理するのはかかりつけ医の任務です。かかりつけ医の先生は、患者さんを長年診察していらっしゃるので、その患者さんがどのような身体的な問題を抱えていて、どんな病気や症状が出やすいかはよくご存じです。したがって、かかりつけ医は、新たに起こった身体合併症に迅速に対応できます。また、高齢者で注意すべき薬剤については、今村先生によるBeers Criteria日本語版（http://www.niph.go.jp/soshiki/ekigaku/BeersCriteriaJapan.pdf）に加えて、日本老年医学会のホームページにも「高齢者の安全な薬物療法ガイドライン2015」の総論部分（http://www.jpn-geriat-soc.or.jp/info/topics/pdf/20150427_01_02.pdf）が掲示してあります。このガイドライン全体は、冊子としてメジカルビュー社から刊行されましたので、一読していただければ、かかりつけ医の先生も容易に対処することが可能です。ですからBPSDが起こった場合は、かかりつけ医の先生方が、まずは薬剤や身体的な問題などの生物学的な要因がないかどうかを精査していただけると、BPSDの半分は解決するわけです。患者さんにとって一番なじみのあるかかりつけ医

の先生に診てもらうだけでBPSDが良くなるというのは、患者さん本人にとっても、介護者にとっても、これほどありがたいことはありません。わざわざ、認知症の専門医、時には敷居の高い精神科医に診てもらわなくてもすむわけですから。

ところが、そういうふうにはいかない現実に遭遇することがあります。これは、ある年の10月の出来事です。午後3時、家族に連れられて緊急で受診された患者さんがいらっしゃいました。この方は、かかりつけ医の先生から3カ月前にご紹介いただいたレビー小体型認知症の患者さんで、かかりつけ医より処方されていたドネペジルを中止したところ、幻視、不眠が消失し、落ち着いた毎日を送っていらっしゃいました。ところが、昨夜は、テレビを壁とベッドの間に押し込んだり、歩行器をタンスの上に載せたり、毛布をハサミで切って「そこにいる人にあげなさい」と言ったりして、不眠・不穏の状態でした。この患者さんには突然BPSDが出現しているため、薬剤あるいは身体合併症が原因だとすぐに考え、そのかかりつけ医の先生に、身体面を診察してくださいと電話でお願いしたところ「こんな患者を診られるか、身体合併症も診るのが精神科病院の役割だろう、診療拒否するなんてとんでもない」と怒鳴られました。診療拒否しているのは当のかかりつけ医なのですが。そこで、当院で検査したところ、炎症反応がないのに尿潜血3＋であったため、泌尿器科にご紹介しました。尿管結石の診断で治療を受けたところ、尿潜血も消失し夜間の不穏もみられなくなりました。かかりつけ医の先生がすべてそうというわけではなく、一部の先生方がそうなのですが、やはり、かかりつけ医の先生方には「BPSDを恐れることはありません。BPSDの半分は薬剤・身体合併症が原因ですので、認知症専門医よりも先生方のほうがより適切に治療することができるのです」と説明して十分にご理解いただく必要があるようです。

BPSDが疑われる患者さんが当院を受診された場合は、約2時間かけて、問診、診察、検査を行います。問診は本人だけでなく、生活状況の把握のためにも家族にも行います。家族は同居していて、患者さんのことを詳しくご存じの方に来院していただくようお願いしています。診察は、身体的および神経・精神科的なものも行います。

余談ですが、患者さんの足の指をみると、その患者さんがどのようなケアや介護を受けているかがよくわかります。指がきれいで清潔が保持され、爪をきちんと切ってあり、白癬に罹患していなければ、その患者さんは必要なケアを十分受けているということがわかります。一方、足指が汚く、爪も伸びて、白癬に罹っているようでは、その患者さんが適切な介護を受けているとはとてもいえません。

さて、本題に戻ります。検査では、バイタルチェック、血液生化学、ヘモグラム、検尿、心電図、胸部X線検査、頭部MRI（CT）、認知機能検査などを行います。必要に応じて、脳波もチェックします。脳血流SPECT検査、MIBG心筋シンチグラフィー、ドパミントランスポーターシンチグラフィー（ダットスキャン）などは高価で、当院では検査できませんので、診断に困る時だけ外部の医療機関に依頼します。血液生化学的検査では、甲状腺機能やビタミンB_1、B_{12}、葉酸などのビタミン類もチェックしたいのですが、大学病院以外の医療機関でビタミンに関してはルーチンに検査していると、診療報酬が認められないことがあります。入院中の患者さんでは、これらの検査に

加え、日常生活を詳しく観察します。歩行、食事、排泄、睡眠、疎通性、意識レベルなどの状態を評価します。また、入浴時に皮膚の状態をきめ細かく観察します。先日入院された患者さんは、背中や四肢に多数のあざがみられました。入院前のご自宅での介護状況をうかがい知ることができました。このように、入院患者さんは、外来患者ではわからない詳細なことまで把握することが可能で、その結果、BPSD を見極め、BPSD である場合は、その原因を早期に見つけて対応することができます。

2. BPSDに対する心理社会的なアプローチ

1）認知症ケアの原則

　認知症の患者さんに心理社会的なケアを行うためには、患者さん自身を理解しなければなりません。中央法規出版の「認知症の人のためのケアマネジメント」という書籍に認知症の人の声が次のように掲載されています。

　「どうしたら良いのかわからん、毎日元気でいたい、それから先はわからん、いままでの事もわすれてしまった、何かをおぼへている事も在ると思ふ、まい日元気でいる事が一ばんうれしい事、元気でいる皆んなの事を思ったらほんとうにうれしいです」

　この文章より、毎日、みんなと一緒に元気な生活を送りたいが、どうしたらいいかわからないという不安が感じ取れます。認知症の患者さんは、記憶障害のために体験の全体を忘れます。映画は最初から見ていると話の筋が把握できて面白いのですが、途中から見始めると話の筋がまったくわからず楽しめません。認知症の患者さんは、いつも映画館に途中から入った状態が断続的に続いているといえます。過去・現在・未来と続く記憶の帯が切れ切れになってしまって「幅のせまい今」に生き、横断面的・刹那人間的な存在になるため、不安感は当然のことで、パニック、混乱状態、間違い行動などをきたすこともあります。

　A さんは 79 歳の AD の女性で、ご主人との二人暮らしでした。A さんは台所の流しで 30 分前から何かをしていました。あまり長時間なので、ご主人が様子を見に行きました。すると、同じ皿をずーっと洗っていました。そこで、ご主人が「どうしたのか？」と問うと、A さんは「忘れてしまった」と答えました。ご主人は「何を忘れたのか？」と聞くと、A さんは「それがわからないから困っている」と返答しました。おそらく A さんは、皿を洗い布巾で拭いて戸棚にしまおうと思っていたのですが、皿を洗っているうちに次にどうしたらいいかを忘れてしまい、そのうちに何を忘れたかも忘れてしまったのでしょう。しかし、皿洗いを止めると「何を忘れたのかも忘れてしまった」ということを自分で認めることになるので、皿を洗い続けたのだと思います。このように、認知症患者さんにみられる行動障害は、日常生活の中でなんとか適応しよう、あるいは自尊心を保持しようとした結果ではないかと考えられます。したがって「何をやっているんだ」「同じことばかりやっていても意味がないだろう」「止めなさい」などと説明要求、忠告、注意を行うとますます不安・混乱を助長します。まずは、受け止めて不安を解消し、その行動の理由を考えて対応する必要があります。

表1 認知症患者さんへの接し方

①自尊心を傷つけない
②ゆっくりはっきりと働きかける
③簡潔に伝える
④わかる言葉を使う
⑤視野に入って話す
⑥感情に働きかける
⑦昔話を傾聴
⑧現実を強化

それでは、認知症患者さんへの接し方について8つのポイントを説明します（**表1**）。

①**自尊心を傷つけない**　患者さんは、これまでに「いい仕事をしてきた」「会社を興して大きくした」「たくさんの子どもを育てた」などと自負するところがあり、認知症になってもその自尊心は変わりません。したがって、患者さんの間違った、あるいは理解できない行動を頭ごなしに否定・注意することは、その自尊心を著しく傷つけることになります。

80歳の男性のBさんは失禁して布団を濡らすと「隣のばあさんが布団に水をかけた」とおっしゃいます。そこで「そんな訳がない、Bさんが失禁したのだ」と言ってしまうと、身も蓋もなくなってしまいます。プライドをズタズタにされたBさんは、さらに失禁が増えたり、放尿したりされるかもしれません。

②**ゆっくりはっきりと働きかける**　認知症の患者さんは行動面もゆっくりしているように、精神的な活動もゆっくりしているので、話す、ケアをする、かかわる時は意識的にゆっくりする必要があります。また、難聴が多く、聴覚的理解も落ちているので、はっきりと話しかけなければなりません。そうでないと、どうしていいかわからず困惑されたり、イライラされたりします。

③**簡潔に伝える**　患者さんに歯磨きをやってもらう時に「ここに歯ブラシと歯磨き粉があるので、歯を磨いてください」と言っても、実行機能障害があるので、患者さんはどうしていいかわからなくなります。そこで「ここに歯ブラシがあるので、まず手に取ってください」「次に、歯磨き粉をつけますので、歯ブラシを私の方に出してください」「歯磨き粉がちゃんとついていますか。はい、それでは、歯を磨きましょう」と話を単純にして、順を追って、1つずつ伝える必要があります。それから、患者さんに予定を早くから伝えると混乱や失敗を招きます。例えば、病院受診日を1週前から伝えると、受診が近づくにつれて落ち着かず眠れなくなることがあります。特別な準備が必要でなければ、直前に伝えた方が安心です。

④**わかる言葉を使う**　聞き慣れた言葉や方言を使う方がよいでしょう。流行語やカタカナ言葉は禁忌です。それから、幼児に話しかけるような言葉使いをする介護者がいますが、やはり敬語を使うべきです。敬語を使うというのは当たり前のことのようですが、なかなかこれが実践できていないのが現状です。言葉を変えるだけで患者さんも変わります。

⑤**視野に入って話す**　認知症患者さんが注意を向けることが可能な視野というのは意外と狭いようです。したがって、1m以内に近づき、患者さんが臥位・座位の場合、腰を落として視線の高さを

同じにして、意識して真正面から患者さんの目を見る必要があります。歩行中の患者さんを後ろから声をかけるのは禁忌です。どこから声がするのだろうかと不安・恐怖感が起こったり、びっくりして転倒したりする恐れがあります。

⑥感情に働きかける　話しかける内容がどんなに適切で優しいものでも、冷たい表情で、抑揚のない声掛けをしたら、その内容は何の意味も持たないどころか、かえって患者さんを不安に陥れます。敬愛的な表情、微笑み、温かいまなざし・うなずきが必要になってきます。何も言わずにニコニコして患者さんの手を握っているだけで、患者さんは安心して笑顔もみられるようになります。

⑦昔話を傾聴　患者さんが最も輝いていた時期のことや苦労していた時期のことに着目して、思い出のきっかけを用意して話を聴きましょう。

Cさんは、医師でした。そこで、Cさんが開業して、病院の前で自慢の外車と一緒に写っている写真を用意して「C先生、この頃患者さんは何人ぐらい来られていましたか」「C先生、いい車ですね、この車のことを私に教えていただけますか」などと尋ねると、いつもは口数の少ないCさんが、この時は笑顔で能弁に話し続けられます。これによって、Cさんは存在意義を再発見し、精神的活動性が高まり、生きがいを感じて前向きに生きて行こうという気持ちが強くなります。このかかわりが、おそらくBPSDの発生も抑制できるのでしょう。これは一種の回想法です。

⑧現実を強化　名前、日時、場所などの基本的なことを知らせましょう。特に、日常生活に必要な月・季節、朝・昼・夜の区別を日課や行事を通して患者さんに知らせることが重要です。これは、現実見当識訓練、あるいはリアリティ・オリエンテーションと呼ばれています。認知症患者さんでは、誤りなし学習が誤りあり学習よりも優れています[3]。誤りあり学習は一般的な学習であり、問題を出して回答させ、間違っていれば訂正して学習させることです。誤りなし学習の場合は、前もって問題の答えを提示して学習させます。例えば「何月か」を患者さんに知らせる場合は「きょうは何月でしょうか」と聞いて教えるのではなくて、最初から「きょうは4月です」と言って教えて、後で確認します。

Dさんは若年性のADの患者さんで、もともとは力自慢でした。ある日、職員と腕相撲をしていると、力み過ぎて、右上腕骨を骨折しました。すぐに、整形外科を受診し、バストバンドで固定されて帰られました。本人は骨折したことを覚えていず「なんでこんなところが縛られているんだ？」と言って、左手でバストバンドを取り除こうとされました。そこで、看護師がDさんに「腕相撲をして骨が折れたんです」と1日に10回ぐらい説明しました。「腕相撲」はDさんにとってはなじみの言葉でしたし、何回も繰り返されることで、6日後には「骨折した」ということを自分から言われるようになりました。このように、重要なことは簡単な決まり文句としてパターン化し、繰り返し丹念に教えることで、患者さんに伝わるようです。

2）認知症ケアの歴史

認知症ケアについては、これまでに多くの方が記述してこられました。その中で理論的体系に準

拠したものとして挙げられるのは、菊池病院の初代院長である室伏君士先生による「理にかなった
ケア」と、英国の臨床心理学者 Tom Kitwood による「パーソン・センタード・ケア」です。「理
にかなったケア」の主旨は、認知症患者の脳障害によるあり方をわきまえ、その生き方（生きる態
度）を知って、その心（心理機序）にそって、少しでも人間らしく知的に生きていけるように援助
や指導をすることです。それが「パーソン・センタード・ケア」の、その人らしさ、人格を尊重する、
認知症の人を個人として人間として見ることに展開されてきました。

理にかなったケア

　室伏先生は、認知症患者へのメンタルケアの原則として次の 10 項目を挙げられました[4]。

　①なじみの人間関係（仲間）を作る　入院した患者さんが、デイルームのテーブルで一緒の仲間
（テーブルメイト）と話をしたり、食事をしたりして、毎日一緒に行動していると、親近感が生じて
なじみの心で結ばれるようになります。ここには、患者さんの生きる頼りの拠り所があって、この
仲間の集まりは安心・安楽・安住をもたらしています。したがって、BPSD のために入院してきた
患者さんも、このようななじみの関係ができると不安が解消して、一般的には、薬物療法を行わな
くても BPSD が消退してゆくことがあります。その後は、居宅生活に向けて徐々に現実化を図りま
す。この際には、現実化の象徴の家族を結びつけることが最も重要です。家族には、なんらかの心
や情愛のつながりが残り、生きる頼りの拠り所になってきたもので、認知症では情緒的なものはか
なり後まで残ることが多いようです。また、家族は昔から患者さんのことをよく知っており、エピソー
ド記憶（生活のできごと記憶）を共にしているので、患者さんにふさわしいこと（話題や援助）を
提供できます。

　②患者さんの心や生き方を受容して理解する　これはよいコミュニケーションを作る窓口となる
もので、その基盤は認知症の患者さんの生き方を支持することです。患者さんの間違いを叱責、侮
蔑し、否定、無視していると、感情的な対立が生じ、患者さんの生き方を失わせます。患者さんには、
しばしば困る行為がみられますが、これに対して「だめ、だめ」の禁止句の連発は禁忌です。患者
さんは何がだめなのかがわからず、怒られたという情緒的な悪い反応だけが残り、別の行動障害に
形を変えて起きてくることがあります。

　③患者さんのペースやレベルに合わせる　これは、患者さんの遅い動きや運動のペースに合わせ
るだけでなく、患者さんの心のペースに合わせることが重視されます。介護施設では、入浴を拒否
する患者さんで困っているところが多いようです。患者さんの入浴を決められた時間に済ませよう
とすると、患者さんをわからないまま浴室に連れ出し、全介助で行ってしまうことになります。患
者さんには拒絶、興奮がみられ、もの盗られ妄想やいじめられ妄想が起こり、一方で患者さんの衣
服の着脱、身体洗いの能力まで低下させてしまいます。そこで、入浴時間を 1 日中にして、患者さ
んの気が向いた時に入り、着脱衣や洗いもできるだけ本人にやってもらったところ、拒絶、興奮、
妄想などはなくなり、入浴を楽しまれるようになりました。この入浴状況の改善を通して言えるこ
とは、前の入浴のさせ方が介護者のペース、つまり自分たちの業務ペースを優先していたというこ

とです。しかし、その後の入浴のさせ方は、患者さんが納得し安心して、少しでも自分でやり、入浴しているということで、患者さんの心のペースに合わせているわけです。

　認知症の方のレベルに合わせるというのも同様です。認知症高齢者を健康な家族と同じ知的レベルに引き上げようとすると（知能を「治す」ということ）、当然、知的適応障害を起こします。しかし、先に述べたなじみのテーブルメイトを観察していると、多少とも異なる認知症レベルの高齢者同士が、互いの残る能力を発揮した生き方をしていらっしゃいます。高齢者のペースやレベルに合わせれば、自分たちの生き方で、安心し活発に暮らしていけることを忘れてはいけません。

　④患者さんにふさわしい状況を与える　認知症の患者さんは、誰でも少なからず昔のことを覚えていて、昔から得意なこと、習慣的に会得したことなどの手続き記憶が残っています。これがふさわしい状況に出会うと、それらの記憶された能力が現れてきます。このふさわしい状況というのは、日常生活の場です。日常生活の中には、その高齢者の生活史があり、生き方があり、態度がわかり、感情反応や行動のあり方もわかるからです。日常生活という慣れた状況の中では、隠された能力を発揮しやすく、さらには日常の中で起こる新しい課題には、自分のペースで対応しやすいからです。日常生活の中にこそ、ケアの拠り所があります。例えば、テストで $10 \div 5$ の課題ができなくても、お茶の会では10個のお菓子を5人に2個ずつ均等に配っていて、課題を自然にこなしていることが認められます。これが、実際に生きる能力であり、これを回復・維持させることは意義あることです。認知症高齢者を「生活的に対応する」ということが重視されます。

　⑤理屈による説得よりも、共感的な納得を図る　患者さんには、認知の障害があり、しかも反省や批判が困難なので、誤認や錯誤的判断が少なくなく、間違いを認識できずに生きていらっしゃいます。したがって、矛盾というものがなく、すべてを当然視することがあります。そのため、事実に照らしたり、理屈による説得を試みたりしても、理論的なものが通じないことが多いようです。この場合はむしろ、その高齢者の感じ方や考え方をわきまえて、気持ちが通じて心でわかるような共感的な納得を図ると、その意味や意図が通じます。このような「説得よりも納得」については、高齢者とのなじみの人間関係があると成り立っていきます。

　認知症の患者さんのなかには、食事をしても10分すると食べたことを忘れて「まだごはんを食べていないからごはんをください」と看護師に要求する方がいらっしゃいます。そこで、看護師が「あなたの唇にごはん粒がついているでしょう。テーブルにおかずの一部が落ちているでしょう。だからあなたはごはんを食べたのです」と事実に照らして理屈で説得しても、その方は「他の人が食べたのです。私は知らない」と納得されません。食べたということがわからないということの原因は、この患者さんは理論的な考え方をされないからです。例えば、木に魚が登っている絵を見せると、木とわかり、魚とわかりますが、意味が考えられないので、木に魚が登るという不合理さがわからず、すべてについて矛盾というものを感じません。つまり、非論理的な考え方なのです。そのため、唇にごはん粒がついており、テーブルにおかずが落ちていても、それはごはんを食べた証拠にならないのです。その時、いつも食堂で隣に並んで食べているなじみの患者さんが「さっき私と一緒に食べたじゃないの」と言うと「あっ、そうだった」と言って、その場は治まりました。これはどう

いうことかというと、認知症の患者さんは、なじみの人の言葉には気持ちが通じて心でわかるような、共感的な納得の仕方をされるということを意味しています。このような納得の仕方を図るためには、なじみの人間関係を作っておけば、認知症の患者さんは通じあって、容易に納得することが多いようです。

⑥よい刺激を少しずつでも与える　過去に習得した手続き記憶は、認知症化しても保持されることが多いようです。したがって、裁縫、園芸、得意の歌や踊り、日常的な掃除や料理、散歩、会話などがよい刺激になります。これらにより、なじみの人間関係を広め、感情や意欲を活性化させ、安心して生きる頼りの拠り所を得ることができます。これは、認知症を改善するというより、認知症を持ちながらのよい生き方を構築することになります。

よい刺激を少しずつでも絶えず与えることが特に重視されます。例えば、ある女性の認知症患者さんが大腿骨骨折を起こしたので、近くの整形外科病院を受診しました。その病院では、患者さんが認知症のため不安がられ、個室対応で、ギプスを装着したままの寝たきりの全介助状態となりました。この病院の看護師は、認知症の患者さんにどのように話しかけてよいかわからず、食事、排泄、清拭などの身体ケアに終始し、2週間後に寝たきりのまま当院に帰ってこられました。その時は、骨折前とは別人のようで、ぼんやりとした表情で言葉もなく、感情反応や自発性はほとんど認められませんでした。そこで、日中はデイルームの端に患者さんのベッドを移動したところ、他の患者さんや職員が常に話しかけ、日課や行事の進行を目の当たりにして、少しずつ反応が戻ってきました。その後、起座や車椅子の訓練により、次第にもとのテーブルメイトの中に入れるようになりました。整形外科病院での2週間で悪化したものが、2カ月経ってようやくもとの状態に戻ることができました。刺激の少ない時間が2週間であればまだ回復しますが、数カ月以上に及ぶと困難で、心身機能の低下が後遺症として残ることになります。

⑦患者さんを孤独にしない、寝込ませない　認知症の患者さんは、自らの意思で自由に、合理的・合目的的に行動することができなくなります。そのため、放置されて孤独になり続けると、心身機能の廃用性低下や退行現象（指しゃぶり、異食、常同行動など）が起こってきます。これに対して、接触を密にして人間関係を作り、他の患者さんとの行動を促すことが効果的です。また、寝たきりにしないことも重要です。寝込むと多少にかかわらず全介助的となり、自分自身を介護者に委ねることになります。しかし、身体合併症で寝込まざるを得ない場合は、接触を密にして刺激を与え続けることを忘れてはいけません。

⑧急激な変化を避ける　認知症の患者さんは知っているものを頼りにして、懐古的なこだわりや主張で、自己本位となり、自分をなんとか保ち続けます。そのため、日常的に慣れたことは案外できても、新しい課題や急な事態の変化に対しては、臨機応変な対応が困難です。例えば、入院や転居による急激な変化に直面すると、困惑や混乱のためにいつもできることもできなくなります。それまで、手洗いに行けていたのが、部屋を変えただけで失禁を起こしたりします。

このような急激な変化は回避することが望ましいのですが、やむを得ない時には、徐々に変化させ、今までの状況と新しい状況を重複・交替させて慣らしながら対処するとよいようです。それでもなお、

急に変化させなければならない場合は、なじみの人やなじみの状況とともに変化させるとよい結果が得られます。例えば、病棟の改築のため同じような広さの作業療法棟へ患者さんに移っていただかないといけなくなった場合、これは、患者さんにとっては突然の大きな変化なので、混乱が起こるのではないかと病棟スタッフは危惧しました。しかし、そのようなことはほとんど起こりませんでした。その理由は、作業療法棟をそれまで生活していた病棟と同じような間取りや構造・設備にして、病室の患者さんのメンバーやデイルームの仲間も同じように保ちながら、なじみのものをそのまま変化させずに移転させたからです。したがって「急激な変化を避ける。やむを得ない場合は徐々に慣らしながら変化させる。さらに急を要する時は、なじみのものと一緒に変化させる」ということを銘記しておく必要があります。

⑨患者さんのよい点を認めて、よいつきあいをする　認知症の患者さんでは、いろいろと困る言動が現れてきます。介護を続けてゆくと、このような患者さんの困る点に悩まされて、悪い点を集中的に問題にしてしまいます。その結果、認知症高齢者は困りもの、厄介もの、時には一緒に住めないものとして、入院、入所を家族が希望されることがあります。しかし、そのような高齢者の方でも、入院してつきあっていると、介護するものの態度にもよりますが、よい点がたくさん見つかります。

例えば、徘徊、もの盗られ・嫉妬妄想により家族が疲弊したため、入院してきた女性患者さんがいました。入院当初は、困惑・混乱して、ばらばらな行動や自分本位の訴えを繰り返されました。しばらくすると、テーブルメイトでなじみの仲間ができて、言動面は落ち着いてこられました。しかし、認知機能障害は重度でした。ある日、看護師が患者さんを院内の散歩に連れ出しました。その途中、作業療法棟で統合失調症の女性患者さんに対する茶道教室の場に遭遇しました。和服を着たアラフォーの先生が「あなたも加わりませんか」と、この認知症の患者さんに参加を勧めました。すると、患者さんは「こんな服（寝間着）では、お嬢さん（アラフォーのお茶の先生）に失礼になりませんか。白足袋を履かなくてもいいですか」と返答されました。重度の認知機能低下にもかかわらず、このお茶の場や先生への配慮に皆さんは驚きました。これは、実家のお寺で、娘時代に茶道の教養（手続き記憶）があったためだとわかりました。このように、よい対応やよい状況を提供すると、認知症の方のよい点が認められ、悪い対応では、困る悪い点しかわからなくなります。やはり、患者さんのこれまでの生きてこられた道のりを物語としてとらえ理解することで、よりよい対応・状況を患者さんに供与できるのではないかと思います。

また「よいつきあいをすること」も重要です。認知症高齢者でみられる困る行動障害や精神症状を早く治そうとすると、形を変えた症状となって残ったり、抑えられてこじれたり、反発的に強まったりします。焦って早急に治そうとせず、ゆっくりとつきあってよい人間関係ができると、困った行動障害はその中で自然に消失していきます。ここでも、なじみの関係が重視されます。

⑩患者さんの「今」を大切にする　認知症の患者さんでは、数分前のことを次々に忘れてしまい、現在に結びつく着実な過去がありません。また、時間と関連した記憶にならないので、経過時間の自覚的把握が困難で、入院してからどのくらい経つかはわからなくなって、十年一日のように過ごし、

退屈感がありません。これに対して、決まった日課の流れを作り、ごはんの次はトイレ誘導、その後はお茶の会などと繰り返し体得することにより、時間づけられた行事の順序を覚えることもできます。

このような患者さんは、明日以降の未来がないことが多いようです。極端な場合は、数分以前の過去がなく、ちょっと先の未来もなく「今」という刹那に生きているようにみえます。したがって、このような方々は、まさに「今」が自他ともに大切で、その時々の「厚みの薄い今」に生きていらっしゃいます。そのため、これからは先にわたって教え込むよりは「今」を安心して暮らすこと（生活の安住）が基本的に重要です。

◉ パーソン・センタード・ケア

これは、認知症の患者さんを一人の「人」として尊重し、その人の視点や立場に立って理解し、ケアを行おうとする認知症ケアの考え方です。この考え方を提唱した Tom Kitwood は、当時の業務中心のケアに対して、人中心のケアの重要性を主張し、世界的に大きな影響を与えました。認知症がある場合は、一人ひとり異なる認知機能や健康の状態、性格、人生歴、周囲の人間関係など、その人の個別性をふまえ、またかかわりを通して、その人が今どのような体験をし、どう感じているかを、周囲の人が理解し、支えようとすることが大切です。認知症の患者さんの心理的ニーズとして特に重要視されるのが、一人の人間として無条件に尊重されることを中心として、共にあること、くつろぎ、自分らしさ、結びつきなのです。急がせる、できることをさせない、無視する、もの扱いなどの行為は認知症の方を傷つけることになります。

頻回にナースコールを鳴らす患者さんを「用もないのにナースコールを鳴らす困った人」と認識することがしばしばあります。この方の場合は、自力で排便が困難なことにスタッフが注目し「ナースコールで便意を訴えていたのを私たちは理解しなかった」と考え、1日に数回の定期的な排泄誘導により、この患者さんのナースコールは激減しました。このように、行動障害を患者さんのなんらかの訴えととらえ、それに対応することが、パーソン・センタード・ケアの考え方だと思います。

Kitwood は、D ＝ P × B × H × NI × SP（D：認知症症状、P：性格、B：生活史、H：身体状態、NI：神経学的障害、SP：心理社会的要因）の公式を提唱し[5]、BPSD の発症および増悪の要因に関して、すべて神経病理学的過程によって起こるとは考えられず、心理社会的要因も関与していることを強調しています[6]。さらに、従来のケアにみられた認知症状を悪化させる対応を「悪性の対人心理」と呼称し「だます、できることをさせない、子ども扱い、おびやかす、レッテルを貼る、汚名を着せる、急がせる、本人の主観的現実を認めない、仲間外れ、もの扱い、無視する、無理強いをする、放置する、非難する、からかう、軽蔑する」などを挙げ、対応の仕方が認知症の関連症状にとって極めて重要であると論じています。BPSD の発症および増悪の要因として、心理社会的要因がかかわることを如実に示したもので、理解しやすく常に念頭に置きやすい公式として意義を持つと思われます。性格、生活史は、認知症症状の特徴、個性に関係するものであり、これらは変えることはできませんが、治療者はこれらを十分把握する必要があります。認知症の重症度には、身体状態、神経学的障害、心理社会的要因が関与しています。身体状態の問題はまず的確に解決し

ないといけません。神経学的障害は認知症の基盤となるもので、徐々に進行していきます。心理社会的要因は身体状態の次に検討すべきもので、ほとんどの患者さんではなんらかの問題点があるはずであり、介護関係者はチームとなってその問題の解決を図る必要があります。

3）前頭側頭葉変性症、レビー小体型認知症に対するケア

　これまでは、認知症患者さんに対する一般的なケアについて述べてきました。前頭側頭葉変性症やレビー小体型認知症では、ADとは異なる特徴があるため、ケアをする上で疾患ごとに注意すべき点があります。これらについて解説したいと思います。

◉ 前頭側頭葉変性症

　認知症患者さんは一般的に「変化」に対して脆弱ですが、前頭側頭葉変性症ではさらに変化に弱く、こだわりが強くて頑なところがあります。したがって、次のような点に留意する必要があります。

　①ワンパターンの生活　前頭側頭葉変性症の患者さんは、もともと生活がワンパターンになる傾向があります。それが高じると「時刻表的生活」になります。これを無理して変える必要はありません。ワンパターンな生活は退屈だろうという理由で、患者さんを温泉や旅行に連れ出すと、宿泊先で落ち着かなかったり、眠れなかったりします。旅先では何もなくても、帰ってきて同様な状態になることもあります。それこそ、時刻表的生活のように、日課を作ってそのとおりに毎日過ごすと、患者さんは安心、安定されます。それでは、通所リハビリテーションを導入はできないのかという疑問が出てきます。確かに、いきなり導入しようとすると、強い抵抗に遭います。それで、まず訪問介護・看護をお願いして、訪問者となじみの関係を構築し、そのなじみの人が本人に勧めて通所リハビリテーションに連れ出すと強い抵抗はなくなります。本来なら、毎日の通所が理想的ですが、経済的な面、介護度の問題、施設側の都合などにより困難なことが多いので、曜日を決めて習慣化を図ればよいと思います。

　②環境設定　これもワンパターンにする必要があります。例えば、通所できるようになった場合、対応するスタッフ、過ごす場所、活動の場などが毎日変わると、患者さんは動揺して、通所されなくなります。それから、集団活動にはなかなかなじみにくいので、対応スタッフをある程度一定にした一対一の関係での活動が基本となります。また、患者さんは注意の転動性が高いため、いろいろな刺激があると注意がそれてしまいます。活動場面でテレビの音がしたり、厨房の近くで料理のにおいがしたりすると、活動を中断して音やにおいのする方に立ち去ってしまいます。したがって、このような刺激を最小限にとどめなければなりません。

　③エピソード記憶の利用　前頭側頭葉変性症の患者さんでは、記憶障害よりも性格変化、常同行動、アパシーなどの症状が早く出現するので、ある程度進んでもエピソード記憶は保持されています。それで、患者さんは担当者や活動場所を覚えていますので、それらを固定することで、担当者や場

80

所がなじみのものになり、患者さんには心地よい拠り所になります。

④ルーチン化療法[7]　患者さんの常同行動を治療に利用する方法です。これまでの生活ぶりを詳細に聴取し、患者さんがいつもやっていたものや得意だったもの（取り柄）を見つけます。こういうものは手続き記憶なので、認知症になっても行うことができます。前頭側頭葉変性症の患者さんの場合は、常同行動として飽きることなくずっとやり続けることができます。したがって、手続き記憶を日課に取り入れ、ワンパターン生活を患者さんに提供すると安定した毎日を過ごすことが可能になります。

⑤被影響性亢進の利用　患者さんの手続き記憶を利用した作業をいくつか用意し、それに必要な道具をセットにして、毎回そのセットで作業を繰り返します。そうすると、作業導入時はもちろんのこと「家に帰る」と言って落ち着かない時も、道具セットを渡すと自動的に作業を始められます。カラオケが得意な方の場合は、落ち着かなかったり興奮がみられたりしても、十八番のイントロを流すと歌い始められます。その後は、作業や歌が終わっても落ち着いていらっしゃいます。患者さんのなかには、食べ物を口に入れたまま、飲み込まない方がいます。これは、誤嚥のリスクや口腔内の衛生面で問題です。前頭側頭葉変性症の患者さんは、口元にものを近づけるとそれを吸おうとする使用行為という症状があります。また、一般的には甘いものが好きです。そこで、嚥下しない患者さんの口元にジュースを少し入れたコップ、あるいはジャムをすくったスプーンを近づけると、まず口の中のものを嚥下して、ジュースやジャムを飲食しようとされます。全員がこれで解決するわけではありませんが、試してみる価値はあると思います。

⑥問題となる常同行動を適応的な常同行動への変換　前頭側頭葉変性症では、常同行動が問題となることがしばしばあります。その場合は居宅で変更することが困難で不適応を起こすことがあります。

　Eさんは前頭側頭葉変性症の女性患者さんです。常同的な散歩があり、雨天、炎天にかかわらず、1日2回（10時、15時）、1回40分、同じコースを回っていました。8月のある暑い日の15時、散歩に出かけたまま定刻になっても帰って来られませんでした。心配していた家族に、総合病院の救急外来から「Eさんが道路脇に倒れていたところを通りがかりの人に発見され、救急車で搬送されてきました。身体的には特に問題はなく、おそらく熱中症だと思います」と連絡がありました。Eさんは3日後に元気になって退院されました。家族はEさんに、しばらく暑いから散歩には出ないように言いましたが、Eさんは相変わらず散歩に出て行かれました。そこで、家族は居宅介護の限界と考え、本人を介護老人保健施設に入所させました。しかし、施設でも10時と15時に施設外に出て行こうとされ、それを引き留めると大声を出して興奮されました。そこで、認知症治療病棟のある精神科病院に入院となりました。入院後は閉鎖病棟であったため、外に出ることができず、10時と15時になると各部屋のドアを叩いて回り、他の患者さんとトラブルになることもありました。Eさんの生活史を振り返ると、着物の縫製を仕事にしていたことがわかったため、担当の看護師が10時と15時に雑巾縫製を試みると上手に縫われました。徐々にぞうきんの枚数を増やして5枚ずつにすると、だんだんと部屋めぐりも漸減して消失しました。退院後も、雑巾縫製を継続し、常同

的な散歩はなくなりました。このように、不適応な常同行動は短期入院で適応的な常同行動に変換することが期待できます。そのためにも、患者さんの生活歴の聴取、手続き記憶の同定は必須です。

　前頭側頭葉変性症に対するケアについては、十分に周知されてはいないと思いますが、ある施設での家族への報告のなかに、ルーチン化療法を習熟しているような記録がみられましたので、ご紹介します。

①食事：異食行為がみられるので、すぐに食べることができる状態で提供しています。食べるスピードが速く、詰め込まれる傾向があるので、必ず見守りを行っています。

②入浴：拒否はほとんどみられませんが、2月某日に興奮され拒否があり、気分転換を行い、再度声かけして個浴にて対応しました。

③作業療法：パッチワークでは、誰よりもスピードが速く几帳面で糸くずがあると処分しながら作業を進められます。マンツーマンで付き添い、お声掛けしながら行っております。パッチワークが始まる前は帰宅願望が強かったのですが、始まると夢中になり楽しまれました。

　前頭側頭葉変性症では、食行動障害のため、異食、盗食、隠れ食い、詰め込み食などが起こります。特にその傾向が強い人は見守りが必要です。入浴拒否もしばしば起こります。無理強いせずに、時間を変えて個浴で対応するとうまくいくことがあります。パッチワークはまさにこの患者さんの得意技、取り柄であり、ルーチン化療法を上手に取り入れています。記録を書いた施設のスタッフにお尋ねしたところ「ルーチン化療法なんて知りません。試行錯誤してこの方法にたどりついただけです」と答えられました。患者さんの心理社会的背景を把握し、患者さんを十分に観察し、患者さんの気持ちを親身になって考えることにより、自ずとルーチン化療法を体得されたわけです。介護を業務と思っていてはとてもこのような介護はできません。やはり、患者さんを思いやり、理解しようとするこころが重要です。

レビー小体型認知症

　この疾患では、いろいろな身体症状が出現するため、患者さんへの身体的なケアも検討しなければなりません。

　①状態がよい時に治療的介入　レビー小体型認知症では、認知機能の動揺がみられますが、運動機能や精神状態も動揺し、それに伴ってADLも変動します。状態が悪い時に治療的介入をすると、かえって困惑したり不穏になったりします。したがって、状態のよい時に介入を行い、悪い時は観察に徹します。状態が悪い時は転倒のリスクも高まりますので注意を要します。

　②自律神経症状の理解　レビー小体様病変は、自律神経系の神経細胞にも出現しますので、自律神経症状がよくみられます。立ちくらみ（起立性低血圧）があり、さらに高じると失神に至ります。腹部のアウエルバッハ神経叢の神経細胞にこの病変が出現すると便秘になります。すでにお話ししたように、便秘が続くとBPSDの原因になりますし、イレウスのリスクも高まります。便秘対策としては、抗コリン薬をできるだけ回避する、下剤を使う、水分を適度に補給する、腹部マッサージを行うなどが挙げられます。高脂肪食は腸の蠕動運動を低下させるので避けるべきです。また、レビー

小体様病変は自律神経系以外の神経細胞にも起こりますので、身体的機能は AD よりも低下し、身体合併症も多くみられます。

③転倒に注意　レビー小体型認知症は、転倒が AD よりも 3 ～ 4 倍多いとか、10 倍多いとかもいわれています。なぜ多いかといいますと、レビー小体型認知症では、注意障害、幻視、パーキンソン症候群、起立性低血圧などを伴うからです。転倒防止のためには、まずは転倒のリスクを評価します。転倒歴、服用薬剤、居住環境、身体状態などを調べて、変更できるリスクの低減に努めます。また、入院（入所）後 2 週間、夜間・早朝などに多いので、重点的に観察します。最近は、離床センサー、ヒッププロテクターなどの様々な転倒・骨折予防のための機器が市販されていますのでご活用ください。

④摂食障害の理解　レビー小体型認知症では、嚥下障害、食欲低下、拒食などがみられます。嚥下障害は誤嚥性肺炎のリスクになります。レビー小体型認知症の治療薬として、最近、抑肝散が使われるようになりましたが、食欲が低下している方に使うとさらに低下して、栄養障害になりますので注意が必要です。最近、カプサイシンという嚥下障害のためのサプリメントが発売されました。カプサイシンは、サブスタンス P の分泌を増やすことで、嚥下反射機能を改善させるようです。筆者は、誤嚥性肺炎を繰り返す患者さんにカプサイシンを使用してもらったところ、肺炎に罹患しなくなり、その効果を実感しています。

⑤レム睡眠行動障害への対応　睡眠中の大きな寝言や体動がこの症状です。回避しないといけないのは、睡眠中に四肢が動いて怪我をすることです。特に、ベッド柵で四肢を骨折することがありますので、ベッド柵を撤去するか、ベッド柵にカバーを付ける必要があります。

⑥幻視・誤認への対応　精神症状だといって否定せずに、きちんと傾聴して、安心感を与えます。幻視を怖がらない場合は、かえって幻視に近づくと消えることがあります。怖がる場合は「危害を加えられることはないから大丈夫」と説明して不安を軽減します。患者さんは、長いものを蛇に、ゴミや壁の汚れを虫に、それぞれ見間違えますので、そのようなものは片づけたり、きれいにしたりすべきです。また、床や壁の色は統一して、模様はない方がよいでしょう。

⑦介護者へのかかわり　脳の器質的な異常によって、いろいろな精神症状、身体症状が出現することを説明しましょう。レビー小体型認知症の患者さんでしばしばみられる症状は、一番世話をしてくれる介護者を時々忘れてしまうことです。介護者にとって、これは非常につらい症状です。「私がこんなに一生懸命に介護をしているのに、どうして私のことを忘れてしまうのですか」と嘆く介護者もいらっしゃいます。レビー小体型認知症の患者さんは「一番頼りにしている人がいなくなったらどうしようか」という不安が常にあります。例えば、睡眠不足で朝を迎えると、その不安感が増大して、一番頼りにしている介護者（F さん）に向かって「F さんが見当たらないのですが、どこに行ったか知りませんか？」と尋ねてしまいます。したがって、「頼りにしている介護者を忘れるというのは、一番頼りにしているという気持ちの表れなのです」と説明すると、介護者は納得されます。

　　前頭側頭葉変性症とレビー小体型認知症の疾患別のケアについて述べてきました。まとめますと、

前頭側頭葉変性症では、症状を逆にケアに利用することが多く、レビー小体型認知症の場合は、症状を十分理解することが重要だと思います。

4）個々に対応するナラティブケア

　認知症の疾患は同じなら、ケアはすべて同じでよいかというとそうではありません。同じレビー小体型認知症の患者さんでも、病前性格、生活史、教育歴、症状などは千差万別ですので、介護の仕方もそれぞれ異なります。

　Gさんは79歳の女性です。被害妄想、昼間ボーっとしていること、誤嚥性肺炎の反復などがあるため受診されました。幻視、パーキンソン症状、認知機能の動揺などが認められ、レビー小体型認知症と診断されました。投与されていた抗精神病薬を漸減・中止して、少量のタンドスピロン（後述の副作用の少ない抗不安薬）を投与することにより、昼間の眠気と肺炎は消失して施設に入所されました。初日は入浴に応じられましたが、その後は頑なに入浴を拒否されました。施設のスタッフが困惑して相談に来られました。患者さんには「服をはぎ盗られる」「頭からお湯をかけられる」などという被害妄想があるとスタッフは述べました。そこで、Gさんの生育歴を、本人の語りと家族の話から明らかにしました。Gさんは、裕福な家庭で養育され、女学校を卒業し花嫁修業をして、21歳の時に30歳の実業家と結婚しました。結婚後、家政婦が2人いる自宅に住み、華道と日本舞踊が趣味で、当時は珍しい外車に乗っていました。成人後は、入浴中に洗髪したことはなく、いつも美容室で洗髪してもらっていました。ところが施設では、男性介護士が服を脱がせて、引っ張って浴室に連れて行き、洗髪したことがわかりました。そこで、①男性は入浴介助につかない、②女性介護士が脱衣を促し安心感を与える、③入浴時には洗髪せずに、自ら身体を洗うよう促すなどの改善策を講じたところ、Gさんは少しずつ入浴されるようになりました。

　入浴時は洗髪すると考えるのが一般的ですが、そうではない方もいらっしゃるのです。したがって、患者さんの性格、教育歴、生活史、最近の生活状況（Kitwoodの公式のP：性格、B：生活史、SP：社会心理的要因）などを聴取して、患者さんの個々の生き方を十分に理解する必要があります。この理解が、BPSDを解決するヒントを治療者側に提供するため、患者さんがBPSDを介して何を訴えているのかが自ずとわかってきます。そして、その訴えに対して何ができるのかを介護にかかわる方々で話し合わなければなりません。この患者さんは、家事・雑用は家政婦に任せ、いつも美容室で洗髪し、華道や日本舞踊を趣味として、外車を乗り回すなど、非常に裕福な生活になじんでいる、プライドが高い奥様だったわけです。それを施設のスタッフは理解せずに、施設に入所していきなり衣服を男性介護士に脱がされ、浴室に連れて行かれ、洗髪のためにお湯を頭からかけてしまいました。患者さんが「服をはぎ盗られる」「頭からお湯をかけられる」などと言って入浴を拒否されるのは至極当然なことなのです。やはり、患者さんの語りに耳を傾け、患者さんがこれまでどのように生きてこられたかを物語のようにとらえて、患者さんの心理社会的背景を十分理解して、個々に合ったテーラーメイドの対応が必要なのです。これが、認知症におけるナラティブケア

（narrative care）なのです。

5）認知症ケアのまとめ

認知症の患者さんをケアするためには、まず認知症高齢者の心理学的特性への理解や「理にかなったケア」「パーソン・センタード・ケア」などの習熟が必要です。次に、疾患別、特に前頭側頭葉変性症、レビー小体型認知症の対応を理解します。それで十分かというとそうではなく、さらに、患者さん一人ひとりの言葉を傾聴し、個別的に対応するナラティブケアが必要になります。このように、患者さんの心理社会的な背景を踏まえて「認知症全般」「疾患別」「個別」という3つの視点から多面的に検討することで、漏れなく、ムラなく認知症のケアを行うことが可能になります。

こぼれ話 ④

前頭側頭型認知症の発症により芸術的能力が高まる

精神神経障害によるハンディキャップを持ちながらも、一方で突出した才能を発現する患者をサヴァン症候群と呼びます。写真だけからリアルな塑像を作り上げるという優れた才能を持つ Alonzo Clemons の場合は、幼少時の転倒による頭部打撲がきっかけといわれています。このように、幼少時の脳損傷が後天的なサヴァン能力発現の契機になることはありますが、発達段階を過ぎた人にはサヴァン能力は発現しないものと考えられてきました。

ところが、Miller らは、前頭側頭型認知症の診断が確定した後に、新たな芸術的能力を発展させた5名の患者について報告しました（Neurology 51: 978-982, 1998）。これらの症例の中には、既存の能力が発展した例や能力の形式が変化した例だけではなく、発症前にはみられなかった能力を新たに獲得した症例もありました。この5症例はサヴァン症候群と共通な次のような特徴が観察されています。①いずれの症例も右半球との関連が深い非言語的な認知能力が発現したこと、②性格変化、脱抑制、記銘力障害などが併存していたこと、③絵画、音楽に関連した能力の報告が多く、言語に関連した能力が発現したという報告がないこと、④彼らの絵画は細部まで密に書き込まれたものが多く、強迫的な傾向がみられることなどです。これらの症例では、左前頭葉、左側頭葉前部の萎縮または血流低下が確認されており、Miller らは、同部位の病理学的変化がサヴァン様の能力亢進に関与していると考えています。昭和大学病院附属東病院院長の河村先生も「獲得性サヴァン症候群の多くの例では、左大脳半球の障害が能力開花のきっかけとなっている。つまり、左大脳半球の活動抑制によって右頭頂葉の機能が亢進した現象とも考えられる」と述べています（診断と治療 99: 467-474, 2011）。

（参考引用：髙畑圭輔，加藤元一郎：自閉症サヴァンと獲得性サヴァンの神経基盤．BRAIN and NERVE 60: 861-869, 2008）

3. BPSDの生物学的治療

1）抗精神病薬、ドネペジル、抑肝散の限界

　BPSDにおける、薬剤を含めた生物学的な要因、介護・環境要因、心理社会的要因をすべて検討しても、なおBPSDが不変であれば、薬剤を含めた生物学的治療を考慮しなければなりません。BPSDには従来抗精神病薬がよく使われていましたが、Schneiderらの研究によると、BPSDに対して抗精神病薬を投与すると、循環器・呼吸器疾患による死亡率は1.6〜1.7倍になると報告されました[8]。

　向精神薬の中では、抗精神病薬だけが問題なのかというとそうでもないようです。抗精神病薬は、昔ながらのレボメプロマジン、ハロペリドールなどの定型抗精神病薬と、最近上市されたアリピプラゾール、ブロナンセリン、パリペリドン、アセナピンなどの非定型抗精神病薬の2つに分類されます。1996〜2006年、カナダのナーシングホーム入所中の65歳以上の高齢者10,900名を調査した研究では、非定型抗精神病薬を服用していた高齢者の死亡率を1とすると、定型抗精神病薬は1.47であり、抗うつ薬は1.20、ベンゾジアゼピン系の抗不安薬は1.28でした。また、大腿骨骨折率は非定型抗精神病薬を1とすると、定型抗精神病薬は1.61、抗うつ薬は1.29でした。この研究によると、高齢者では、定型抗精神病薬は非定型抗精神病薬よりリスクが高く、さらに抗うつ薬や抗不安薬も非定型抗精神病薬よりリスクを増大させることが示唆されます。

　これらのことから、BPSDには抗精神病薬を含めた向精神薬が安易に使用されないようになりました。そこで、向精神薬以外の薬剤による治療がBPSDに試用されました。その結果、表2のような臨床研究が発表されました。ADとレビー小体型認知症のBPSDにはドネペジルが有効で、前頭側頭型認知症、レビー小体型認知症のBPSDには抑肝散が効果的という結果です。表2の「FTDの行動障害に抑肝散が有用」というのは筆者の臨床研究です。この研究では、20名の前頭側頭型認知症の患者さんに抑肝散を4週間投与して、この前後のBPSDの変化をNeuropsychiatric Inventory

表2　BPSDに対する薬物療法

ADのBPSDにドネペジルが有効 　　　　（Holmes C et al: Neurology 63: 214-219, 2004）
BPSDの軽減に抑肝散が有用 　　　　（Iwasaki K et al: J Clin Psychiatry 66: 248-252, 2005）
DLBのBPSDに抑肝散が効果的 　　　　（Iwasaki K et al: J Clin Psychiatry 66: 1612-1613, 2005）
DLBのBPSDにドネペジルが有効 　　　　（Mori S et al: Psychiat Clin Neurosci 60: 190-195, 2006）
FTDの行動障害に抑肝散が有用 　　　　（Kimura T et al: Psychiat Clin Neurosci 64: 207-210, 2010）

AD: アルツハイマー型認知症　　DLB: レビー小体型認知症
FTD: 前頭側頭型認知症

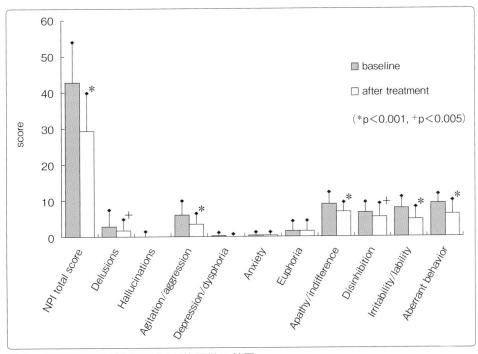

図1 前頭側頭型認知症に対する抑肝散の効果

(NPI：介護している人が評価するBPSDのスケール)で評価しました。すると、抑肝散投与前のNPIの総点は42.8点でしたが、投与4週後は29.4点となり、BPSDの有意な改善が認められました（**図1**）。BPSDの下位項目別に検討すると、焦燥・攻撃性、アパシー、イライラ、異常行動などで有意な改善がみられました[9]。**表2**の臨床研究の発表より、BPSDに対して、抗精神病薬に代わって、しばしばドネペジル、抑肝散が用いられるようになりました。しかし、ドネペジル、抑肝散でも副作用がみられます。ドネペジルは、胃腸障害[10]、心電図上のQT延長を伴うトルサ・デ・ポアン（心室頻拍）[11]、慢性閉塞性肺疾患の悪化[12]、精神症状の増悪[13]などをきたします。抑肝散に含まれる生薬の1つである甘草の主要成分はグリチルリチンであり、これは、しばしば偽アルドステロン症を呈します[14]。私たちの臨床経験によると、抑肝散は約1割の患者で低カリウム血症、食欲低下を起こします[9]。ここで、BPSDはどの年代に多いのかといいますと、先述のように、75歳以上の後期高齢者が80％を占めています。したがって、BPSDには抗精神病薬だけでなくドネペジル、抑肝散を使用する場合も副作用のリスクが高く、よりリスクの低い生物学的治療が望まれます。

2）後期高齢者に優しい生物学的治療

　認知症の後期高齢者にリスクの少ない治療として、私が注目したのは、セロトニンの生理的活性化、ラベンダーによるアロマセラピー、フェルラ酸・ガーデンアンゼリカ抽出物、タンドスピロンの

4つです。これらについて順次説明していきたいと思います。

セロトニンの生理的活性化

セロトニン神経は脳幹の縫線核に分布して、そこから視床、前脳基底部、大脳辺縁系、大脳皮質など広汎な脳領域に投射しています。セロトニンは、覚醒レベル調節、レム睡眠、気分調節、「キレる」行動、生物時計の同調などの多彩な生理機能に関与しています[15]。セロトニンを特異的に増やすSSRIは抗うつ薬として使用されています。また、セロトニンは「穏やかな覚醒」に関係しているといわれています。このように、セロトニンの活性化は精神的な安定を招き、BPSDの改善につながるのではないかと期待されます。したがって、脳内のセロトニンを生理的に増やす方法がBPSDの代替療法として活用できる可能性があります。

東邦大学名誉教授の有田先生は、セロトニン活性化のために、呼吸のリズム運動（坐禅の呼吸法、読経、ヨガ、太極拳、歌唱）、歩行のリズム運動（ウォーキング、ジョギング、自転車こぎ、スクワット、フラダンス）、咀嚼のリズム運動（ガム噛み）などに着目しました。これらのリズム運動により、脳内のセロトニンの活動性が有意に増加する結果が得られました[16]。また、坐禅の呼吸法の前後でPOMS心理テストを実施して検討したところ、怒り、敵意、緊張・不安、うつ状態などが有意に改善し、元気度が上昇しました[16]。セロトニンの活性化により、怒り、敵意が緩和されるだけではなく、元気が出るという点は注目に値します。

テレビ朝日で、2011年7月13日に放映された「ナニコレ珍百景」で「MV珍」として表彰されたのは80歳の女性の光景でした。この方は、ほぼ毎日、夕暮れ時に川沿いの土手に座って大きな声で歌っていました。誰にも迷惑をかけず邪魔されずに大声で歌えるからと、3年前から毎日のように河原に座って歌っているということでした。これをセロトニン的側面からみると、歌唱という呼吸のリズム運動が、脳内のセロトニンを活性化し、緊張、不安が消失して元気度が増大したわけです。このリズム運動による気分の良さが、3年間毎日、この女性に歌唱を継続させたのではないかと考えられます。

リズム運動だけではなく、日光浴やグルーミングでも脳内セロトニンが増加することが明らかになっています[17]。

セロトニンの活性化は、BPSDの治療だけでなく、BPSD発症の閾値を上げる予防法として使用できる可能性があります。そのためには、まずは日常生活にリズム運動を取り入れます。認知症高齢者では、坐禅、ヨガ、太極拳、ジョギングは困難ですが、他の読経、歌唱、ウォーキング、自転車こぎ、スクワット、フラダンス、ガム噛みなどのリズム運動は可能ですので、これらを施設の活動プログラムに組み込むとよいでしょう。

次は、昼間の日光浴です。これは、セロトニンの神経活動を活性化するだけではありません。既述のように、日光浴が夜間のメラトニンレベルを上昇させます。また、日光浴のための外出で身体的な適度な負荷を加えることにより、寝つきがよくなります。このように、日光浴による睡眠・覚醒リズムの正常化がBPSDの発症閾値を上げ、その予防につながります。

3番目はグルーミングです。これはあまり聞きなれない方もいらっしゃると思いますので説明しま

Ⅲ. BPSD の治療

す。グルーミングとは、動物が身体の衛生や機能維持などを目的とした行動であり、毛繕い、羽繕い、ノミ取りなどが含まれます。自分自身に対して行うセルフグルーミングと、他の個体に対して行う社会的グルーミングがあります。とりわけ、哺乳類では社会的役割が重要です。例えば、サルではシラミ取りが序列の印や紛争の解決に寄与しており[18]、またネコ科では個体間や親子間での体毛の舐め合いにも社会的意味があります。人間の場合、人間関係の満足度の増大、信頼、成長時の家族による愛情体験などにグルーミングが関係付けられます。グルーミングを行う人々は、グルーミングを行わない人々と比べて、グルーミングした相手に対してより愛情、思いやりが強く、熱心であると受け止められています。そこで、認知症の患者さんにとって、こころを込めたマッサージやエステにはグルーミング効果があると考えられます。また、タクティールケアもこの効果が期待できます。

　ここで、マッサージ、タクティールケアがセロトニンを活性化させ、BPSD を改善した症例を提示します。

　症例 1　94 歳、女性、レビー小体型認知症

　独居で、1 年前から、ほとんど寝たきりの状態でしたが、夜になると「赤い服を着た男が家の中にいる」「その男が近寄ってくるので怖い」などと言って不眠が続いていました。主治医はケアマネージャーと相談し、21 時の巡回を指示して、顔面のマッサージと四肢のタクティールケアを施行しました。2 週間後くらいから妄想、不安感は軽快して、夜間はよく眠れるようになりました。

　症例 2　87 歳、女性、AD

　6 カ月前に肝癌が発見され、終末期で寝たり起きたりの生活をされていました。食事以外はほとんど介助が必要で、抑うつ、無気力、無関心で、夜間不眠の状態でした。そこで、ケアマネージャーが 20 時頃に巡回して、顔面のマッサージと四肢のタクティールケアを行いました。3 週間後くらいから表情が明るくなり、抑うつ、アパシーは改善し、夜間不眠も改善しました。

　　解説▶これらの症例では、グルーミング効果により BPSD をコントロールできましたが、これを実現できたのは、主治医とケアマネージャーの適切な連携があったからです。ケアマネージャーへのアンケート調査によると、主治医とケアマネージャーとの連携はうまくいっていないとの回答が多いという結果が得られています。その理由の 1 つに、診察時のケアマネージャーの同伴を嫌がる主治医が結構いるということが挙げられています。確かに、ケアマネージャーが患者さんに同伴されると、診察時間が長くなることがあります。しかし、診察時の同伴は、主治医とケアマネージャーが情報共有・連携する絶好の機会です。特に、家族の病気への理解、介護力が不十分な場合は、ケアマネージャーに頼らざるを得ません。認知症の

89

いろいろな治療の大前提は、主治医、介護者、ケアマネージャー間の連携です。この連携なくしては、どんなにすぐれた治療も効果が半減してしまいます。

AD治療薬は、1999年に上市されたドネペジルだけでしたが、2011年に新たにガランタミン、メマンチン、リバスチグミン貼付剤が発売されました。このなかで、グルーミング効果が期待できるものがあります。認知症の患者さんは、経口薬の服用を「自分はなんともないので飲む必要がない」とか「毒を飲ませる気か」などと言って拒否することがあります。認知症高齢者の服薬回数は、1日3回が49.0%と約半数を占め、1回につき薬を準備して服用させるのに平均7.1分かかるといわれています[19]。1日に3回の服薬だと、それだけで21分の時間が必要になるわけです。このように、経口薬の服用が介護負担の一因になります。一方、貼付剤であるリバスチグミン貼付剤はこのような介護負担がありません。また、わが国では、昔から膏薬治療が普及・定着しており、貼付されることが「お世話をしてもらっている」という陽性感情を呼び起こします。ドネペジル錠の服用を拒否していた患者さんでも、リバスチグミン貼付剤に替えると「あれを貼ってよ」と自ら要求されることがあります。この貼付剤では、皮膚の掻痒感や発赤などがみられることがあり、それを予防するために、私は、貼付剤を除去した後、夏は冷たいおしぼりで、冬は暖かいおしぼりで、きちんと貼付痕を拭き取り、保湿剤を塗布することを推奨しています。この予防のためのスキンケアは手がかかるかもしれませんが、一方でグルーミング効果が期待されます。したがって、ドネペジルはアセチルコリンを増やすだけですが、リバスチグミン貼付剤はアセチルコリンに加え、セロトニンも増加させるため、BPSDに対する効果がより期待できます。これと符合するように、ドネペジルはリバスチグミン貼付剤と比較してBPSDを発現させやすい恐れがあるという臨床研究が報告されました[20]。また、リバスチグミン貼付剤は社会的グルーミング作用により、患者・介護者関係も改善するでしょう。

ラベンダーによるアロマセラピー

アロマセラピーとは、花や木など植物に由来する芳香成分（精油）を用いて、心身の健康や美容を増進する方法です。鳥取大学医学部の浦上先生らは、9時～11時にローズマリー2滴、レモン1滴を、19時半～21時半にラベンダー2滴、オレンジ1滴を、それぞれディフューザーで28日間散布するアロマセラピーによって、AD患者の自己に関する見当識の有意な改善を報告しました。ただし、効果がみられたのは軽度から中等度のAD患者で、重度の患者ではみられませんでした[21]。ラベンダーは精神的に安定させる作用があり、認知症患者さんでもその効果が報告されています。そこで、元 秋田看護福祉大学学長の佐々木先生は、ラベンダーのBPSDに対する影響に着目し、ラベンダーエッセンシャルオイルを使って、BPSDに対する効果を検証しました。対象は、MMSEが平均8～9点の重度のADと脳血管性認知症の患者さん28名です。ラベンダーエッセンシャルオイルを毎食1時間後に14名の患者さんの襟元に1～2滴落して、BPSDのスケールであるNPIで評価しました。対照グループはオイルの代わりに水を滴下しました。その結果、対照グループでは、NPIの滴

下前の総得点は 32 点、4 週後は 27 点と統計学的に有意差はありませんでした。一方、ラベンダー群では NPI の総得点は 31 点から 18 点へと有意に改善しました [22]。このように、ラベンダーのエッセンシャルオイル単独の使用は、重度の AD と脳血管性認知症の BPSD を改善したわけです。

筆者が所属する菊池病院では、AD や脳血管性認知症よりも BPSD がさらに重度な前頭側頭葉変性症、レビー小体型認知症の患者さんが多数入院されています。そういう患者さんの BPSD に対してもラベンダーによるアロマセラピーが有効かどうかを検討しました。

対象は、認知症の患者さん 36 名（前頭側頭葉変性症 20 名、AD 9 名、レビー小体型認知症 5 名、脳血管性認知症 2 名）（男性 19 名、女性 17 名）で、平均年齢は 76.4 歳でした。最初の 4 週間は北海道のファーム富田のラベンダーエッセンシャルオイルを、毎食 1 時間後に患者さんの襟元に 2 滴ずつ滴下しました。次の 4 週間はラベンダーエッセンシャルオイルを用いず、コントロール期間としました。患者さんの BPSD をアロマセラピーの使用前、使用 4 週後、中止 4 週後の 3 回、NPI を用いて評価しました。

最初の 4 週間は、患者さんの大声が目立たなくなり、夜間なかなか就寝しない患者さんは少なくなりました。それでは、まず著効例をお示ししたいと思います。

症例 3　　59 歳、女性

8 年前発症の AD の患者さんです。ご主人に怒りっぽく、攻撃的になり、早朝から外出して、時々行方不明になったため、当院に入院されました。タンドスピロン、抑肝散では効果はなく、抗精神病薬であるオランザピン 5mg/ 日の投与により、易怒・攻撃性は軽快し、徘徊も少なくなりました。しかし、オランザピン投与 4 週後に横紋筋融解症に罹患されました。オランザピンの中止と輸液によって横紋筋融解症は改善しましたが、昼間はずーっと病棟内を徘徊されるようになり、夜間も就寝までは歩いて回られました。入浴、排泄誘導に対して強い抵抗がみられました。主治医の問いかけにも、ほとんど返答はありませんでした。しかし、もともと、香水、アロマなどにはご興味があったようで、ラベンダーエッセンシャルオイル使用時は「いいにおい」とおっしゃいました。アロマセラピー使用 10 日後から、笑顔が出てきて、徘徊が少なくなり、夜間も 1 ～ 2 回の誘導で就寝されるようになりました。時には、自らベッドに横になり寝付かれることもありました。入浴、排泄誘導などの介護抵抗もなくなり、1 回の促しで静かに椅子に座って配膳を待つことができました。アロマセラピー前の NPI 得点は 23 点で、使用 4 週後は 16 点でした。アロマセラピー終了後は、再び徘徊が増え、介護抵抗が増加しました。処方された抗精神病薬は使用前後ともにクエチアピン 100mg/ 日でした。

　　解説 ▶ 若年性 AD で発症して 9 年目の重度認知症の方です。オランザピンの投与で、いったん易怒・攻撃性、徘徊は軽減しましたが、横紋筋融解症の発症により、オランザピンを中止せざるを得ませんでした。しかし、ラベンダーのアロマセラピーで精神状態が改善し、中止

により増悪したことから、患者さんのBPSDに対するアロマセラピーの有用性は明らかです。これまでの一般的なアロマセラピーによる治療経験では、そのにおいを好まれる患者さんの方が治療効果は高いようです。この方も、においの治療にはもともと親和性があり、ラベンダーのにおいを「いいにおい」と感じていらっしゃいました。すなわち、アロマのにおいの好悪によって、ある程度そのアロマのBPSDに対する効果を予想できるのかもしれません。

症例4　　83歳、男性

　4年前発症の前頭側頭葉変性症の方です。半年前に外出・徘徊が目立つようになり、勝手に他人の家に上がり込んで苦情が出たため当院に入院となりました。病棟では、誰彼となく一方的に話しかけたり、テーブルの上に登ったりして言動にまとまりがない状態でした。抑肝散は無効で、オランザピン4mg/日でますます落ち着かなくなり、横紋筋融解症を発症されました。オランザピンの中止と輸液によって横紋筋融解症は改善しましたが、いつも動き回っていろいろなものに触ったり、放尿したり、トイレ誘導や入浴を拒否したりして、会話もほとんど成り立たない状態でした。アロマセラピー使用7日後より、徘徊、放尿、介護抵抗などが減少して、ソファに座っていることが増え、会話が少し通じるようになりました。アロマセラピー前のNPI得点は45点でしたが、4週後は31点と大幅に改善しました。アロマセラピー終了後は、まとまりのない行動、介護抵抗が目立つようになりました。アロマセラピー使用前後の抗精神病薬はともにクエチアピン100mg/日でした。

　　解説▶この患者さんも症例3と同様に徘徊が多くて落ち着かず、オランザピンで横紋筋融解症をきたし、抗精神病薬でも治療抵抗性の方でした。このような難治性の認知症患者に対しても、ラベンダーのアロマセラピーが効果的でした。2症例だけでは、治療抵抗性のBPSDにラベンダーエッセンシャルオイルが効果的だとはいえませんが、しかしBPSDに対してラベンダーによるアロマセラピーを使用する価値はあると思います。

　本臨床研究の対象者全員の検討では、36名中26名でNPIの総得点の改善が認められました。NPIの経時的変化は、ラベンダー使用前が25.5点、4週後が16.8点、8週後が18.9点であり、統計学的には、使用前と比較して有意な改善が4週後（p < 0.002）と8週後（p < 0.005）で認められました。4週後と比較すると8週後は悪化傾向でした（p < 0.19）。ラベンダーの効果は4週後で一番よくみられ、8週後もまだ残存していました。この傾向は、抑肝散のBPSDへの効果でも同様なことが観察されており[23]、4週間のラベンダーの使用がその後のBPSDに若干の影響を与えているようです。4週後の改善をNPIの下位項目別でみると、幻覚（p < 0.05）、焦燥・攻撃（p < 0.05）、アパシー（p < 0.03）、易刺激性（p < 0.01）、異常行動（p < 0.05）で有意な改善がみられ、妄想、うつ状態、不安、多幸、脱抑制では有意差は認められませんでした。ラベンダーが幻覚、アパシーに効果があり、妄想、うつ状態にはあまり効果がないのが非常に興味深いところ

です。この研究では、特に併用した抗精神病薬のBPSDへの影響を考慮する必要があります。実際にラベンダーの効果がなくても、投与した抗精神病薬が増加していれば、結果的にNPIは改善することがあります。そこで、処方されていた抗精神病薬のクロルプロマジン換算量を算出したところ、使用前が124.5mg、4週後が99.3mg、8週後が104.6mgでした。このように、併用されていた抗精神病薬は減っているにもかかわらず、NPIが有意に改善しているということは、ラベンダーアロマセラピーのBPSDに対する効果を実証しています。また、ラベンダーの使用により、抗精神病薬の投与量を減少できることが明らかになりました。4週後のNPIの改善度を従属変数に、対象者の年齢、性別、診断、介護度、ADL、使用前の抗精神病薬のクロルプロマジン換算量、使用前のNPI総得点などを独立変数として重回帰分析を行うと、ラベンダー使用前のNPI総得点が高いほど4週後は有意に改善していました（標準偏回帰係数：$\beta = 0.542$, $p < 0.02$）。

本研究では、36名中20名が前頭側頭葉変性症でしたので、これらの結果から、少なくとも前頭側頭葉変性症のBPSDに対してラベンダーのアロマセラピーが有用と推察されます。

◉ フェルラ酸・ガーデンアンゼリカ抽出物

フェルラ酸・ガーデンアンゼリカ抽出物は健康雑誌で「米ぬか脳活性食」と紹介されています。主成分は、米ぬか由来のポリフェノールであるフェルラ酸と食用のハーブであるガーデンアンゼリカ抽出物です。ADでは「アミロイドカスケード仮説」、すなわち脳内にだんだんと増加するアミロイドβ蛋白質（アミロイド）は神経毒性が強く、神経細胞を消失させ、認知機能障害をきたすことが提唱されています。フェルラ酸は、脳内のこのアミロイドの凝集を阻害し[24]、アミロイドの神経毒性を抑制します[25]。また、ADの病変形成に関与している活性酸素や慢性炎症などを抑えることが明らかになっています[26, 27]。このように、フェルラ酸はADの脳病変形成を抑制する可能性が期待できます。一方、ガーデンアンゼリカは、クマリンを含有しており、クマリン誘導体はラット脳のアセチルコリンエステラーゼを抑制してアセチルコリンの放出を増加させます[28]。また、アンゼリカ類もアセチルコリンエステラーゼの活性を抑制することがわかっています[29]。ADやレビー小体型認知症では、脳内のアセチルコリンの減少が証明されているため、ガーデンアンゼリカはこの減少を抑制することが予想されます。そこでまず、フェルラ酸・ガーデンアンゼリカ抽出物の認知症における有用性が期待できますが、洛和会京都新薬開発支援センター所長の中村先生は、143名のADの患者さんにフェルラ酸・ガーデンアンゼリカ抽出物を9カ月間投与し、MMSEやADAS-Jcog（MMSEよりも詳細な認知機能検査）により認知機能を評価したところ、認知機能低下をフェルラ酸・ガーデンアンゼリカ抽出物が抑制し、特に軽度・高齢発症・ドネペジル非併用の患者さんで、その抑制効果がより高いことを報告しました[30]。

筆者は、認知症の前段階である軽度認知障害でよりフェルラ酸・ガーデンアンゼリカ抽出物の効果が期待できるのではないかと考え、軽度認知障害の患者さんにフェルラ酸・ガーデンアンゼリカ抽出物を投与する96週間の臨床研究を行いました。対象者29名のうち、投与後48週および96週を終了したのは、各々22名、18名でした。投与48週後、認知機能の評価尺度であるADAS-Jcog

では 15 名が改善、7 名が悪化し、平均点は 8.6 から 7.8 と改善しました（p ＝ 0.074）。投与 96 週後は、3 名が認知症化しましたが、ADAS-Jcog は 11 名が改善、7 名が悪化し、平均点は 8.9 から 8.7 と依然として改善がみられました[31]。わが国の ADNI 研究では、軽度認知障害の認知症への移行率は 25 ～ 30% ／年と推計されているため、本研究の 96 週後の移行率（16.7%）と ADAS-Jcog の平均点の改善は注目に値します。したがって、軽度認知障害から認知症への進行抑制におけるフェルラ酸・ガーデンアンゼリカ抽出物の有用性が期待できます。

　活性酸素を阻害する薬剤は、理論的に前頭側頭葉変性症の治療に有用であり[32]、アセチルコリンエステラーゼ阻害薬はレビー小体型認知症の BPSD を改善するといわれています[33]。したがって、活性酸素を抑制し、アセチルコリンエステラーゼ阻害作用のあるフェルラ酸・ガーデンアンゼリカ抽出物は、前頭側頭葉変性症やレビー小体型認知症の BPSD に対する効果が期待できるのではないかと考え、希望の患者さんに服用していただきました。その結果を、2009 年に行われた九州薬学大会で元 菊池病院の村田雅子薬剤師（現 大牟田病院）が発表した症例を紹介します。

症例 5　　90 歳、女性

　幻視、注意・覚醒レベルの動揺（ぼんやりしているかと思えば明晰になったりする）、レム睡眠行動障害などがあって、2 年前にレビー小体型認知症と診断されました。ドネペジル 1mg/ 日を処方し、2 カ月後には抑肝散を併用しました。しかし、相変わらず攻撃的なのでドネペジルを中止し、フェルラ酸・ガーデンアンゼリカ抽出物 3g/ 日を服用しました。すると、間もなく温和になり、デイケア前の準備や電話のメモなどもできるようになり、NPI 得点は 28 点から 6 点に改善しました。

症例 6　　87 歳、女性

　幻視、パーキンソン症状のあるレビー小体型認知症の患者さんで、改訂長谷川式簡易知能評価スケールは 19 点でした。ドネペジル 1mg/ 日を処方し、1 カ月後に抑肝散、3 カ月後に抗パーキンソン病薬を少量だけ併用しましたが不変でした。そこで、ドネペジルを中止し、フェルラ酸・ガーデンアンゼリカ抽出物 3g/ 日を始めると、幻視が減少し表情が明るくなり、難聴が少し良くなりました。NPI 得点も 16 点から 5 点に改善しました。

症例 7　　92 歳、男性、前頭側頭葉変性症

　MMSE は 20 点と軽度認知症レベルで、性格変化、常同行動、アパシー、病識欠如などがありました。家族が薬の副作用を心配されていたのでフェルラ酸・ガーデンアンゼリカ抽出物をお勧めしました。服用して 1 カ月で易怒性がなくなり、常同行動も消失しました。NPI は 50 点から 27 点と良くなりました。

Ⅲ．BPSD の治療

症例 8　　74歳、男性

　易怒的でこだわりが強く、同じ行動を繰り返し、同じものを多量に食べ続け、アパシーもみられたため、前頭側頭葉変性症と診断しました。フェルラ酸・ガーデンアンゼリカ抽出物の服用を始めましたが、飲み忘れたことも多かったようです。約3カ月後、内科の病気で総合病院に入院して規則的に服用するようになると、イライラがなくなり、常同行動が減少しました。本人は「もの忘れが良くなった」、そして「髪の毛が増えて黒くなった」とおっしゃいました。たしかに、真っ白だった頭頂部が黒くなっているのです（図2）。

　あるレビー小体型認知症の患者さんでは、フェルラ酸・ガーデンアンゼリカ抽出物投与前後で、脳血流 SPECT における大脳皮質の脳血流が劇的に改善いたしました（図3）。

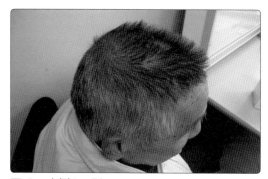

図2　症例8の髪

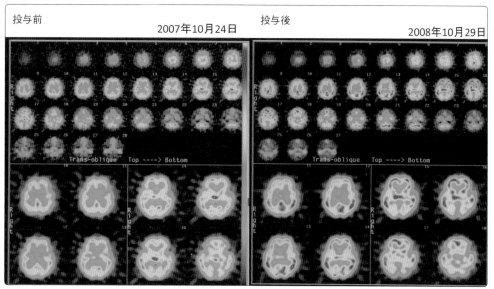

図3　フェルラ酸・ガーデンアンゼリカ抽出物による脳血流の変化
（表紙カバーのカラーイメージ参照）

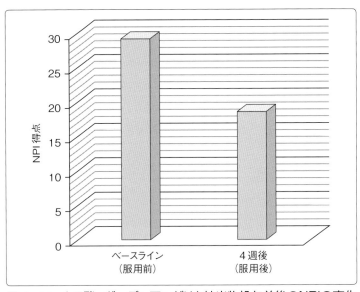

図4 フェルラ酸・ガーデンアンゼリカ抽出物投与前後のNPIの変化

このように、レビー小体型認知症、前頭側頭葉変性症の患者さんにおけるフェルラ酸・ガーデンアンゼリカ抽出物の有用性が、臨床症状、BPSDの評価スケール、画像検査などによって確認されました。その結果を踏まえて、私は臨床研究を始めました。前頭側頭葉変性症10名、レビー小体型認知症10名、合わせて20名の患者さんにフェルラ酸・ガーデンアンゼリカ抽出物を朝・夕食前に1.5gずつ服用していただいて、NPIで評価しました。その結果、服用前のNPI得点は28.3点でしたが、服用4週後は17.7点と統計学的には有意に改善しました（p＜0.001）（図4）。NPIの下位項目でも、うつ、多幸、脱抑制以外はすべて有意に改善しましたが、特に焦燥・攻撃性、アパシー、易刺激性における改善が目立っていました[34]。疾患別にみると、前頭側頭葉変性症では易刺激性、異常行動が減少し、レビー小体型認知症では、幻覚、うつ症状が軽快しました。ここで、攻撃性とアパシーがともに改善したというのは非常に興味深いと思います。これは、すでにお話ししたセロトニンの増加により、怒り、敵意が改善し、元気度が上昇したのと類似しています。フェルラ酸・ガーデンアンゼリカ抽出物でセロトニンが増強されるかどうかはまだわかりません。ただし、成分的には、フェルラ酸が攻撃性を抑制し、ガーデンアンゼリカがアパシーに作用したのではないかと考えています。この研究は、数十万人の医療関係者へ、疾患に関する最新情報をインターネットで配信するMD Linxにも取り上げられ、高く評価していただきました。

タンドスピロン

これは、抗不安薬に分類されますが、ベンゾジアゼピン系薬剤ではなく、セロトニン作動性ですので、ベンゾジアゼピン系抗不安薬でみられる過鎮静、健忘、転倒、せん妄などの副作用は少ないといわれています。メモリークリニックお茶の水院長の朝田先生らは、ADや脳血管性認知症の患者さ

III. BPSDの治療

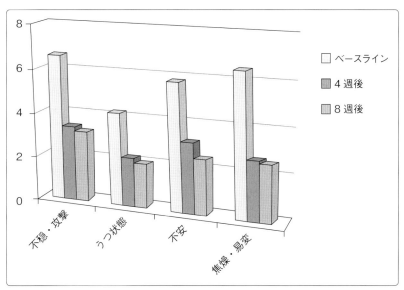

図5 タンドスピロンによるBPSDの変化

(文献35より)

んにみられるBPSDに対するタンドスピロンの効果を検証しました。その結果、NPIの下位項目である不穏・攻撃、うつ状態、不安、焦燥・易変などのすべてが、投与後4週目から軽快しました（図5)[35]。タンドスピロンは、一般的にはうつ状態、不安に効果がありますが、高齢者の場合には不穏・攻撃、焦燥・易変にも有効のようです。

では、前頭側頭葉変性症でも効果があったケースを提示しましょう。

症例9　91歳、女性

5年前から、同じことを何回も言うようになり、だんだんと怒りっぽくなりました。1年前に、昼間は「どうしたらいい」と言い続けながらも横臥することが多く、20時になると家じゅうの戸締りを3回ずつしてまわり、家族が「1回でいい」と言っても納得せず続け、さらに不眠であったため当院を受診しました。臨床的には、易怒性、常同行動、アパシーが目立っており、頭部MRIでは、前頭・側頭葉が萎縮し、特に側頭葉前部内側の迂回回が萎縮していました。これらのことから、嗜銀顆粒性認知症（前頭側頭葉変性症）と診断しました。入院加療を検討しましたが、家族はなんとか居宅介護で様子をみたいという希望でした。高齢のため、まずラベンダーによるアロマセラピーを行いましたが、ほとんど変わりはありませんでした。そこで、タンドスピロン10mg錠を1日3回（朝、夕、眠前）投与したところ、1週後から「どうしたらいい」とはあまり言わなくなり、戸締りも1回で済み、夜間の睡眠もとれるようになりました。

解説▶90歳代の高齢の前頭側頭葉変性症の患者さんで、入院さえも必要と検討したケース

でした。さすがに、ラベンダーは無効でしたが、タンドスピロンが有効であった症例です。90歳代では、いきなり抗精神病薬ではなく、やはり、アロマセラピーやタンドスピロンなどの優しい治療を試みるべきです。

症例 10　　**88歳、女性**

　4年前の夫の死後、配食サービスを利用しながら独居を続けていました。その頃から、1日に3回、別世帯の娘に電話するようになりました。2年前、掃除、洗濯をしなくなり、自宅がゴミ屋敷になったため、介護保険の通所サービスを利用し始めました。2カ月前に夕方の徘徊がみられ、勝手にきれいな花を取ってくるようになったため、当院を受診しました。臨床的には、易怒性、脱抑制などの性格変化、常同行動、アパシーなどが認められ、頭部MRI では、前頭・側頭葉が萎縮していたため、前頭側頭葉変性症と診断され入院となりました。入院当初は、他の患者さんのベッドに勝手に横になったり、枕や毛布を盗んだり、看護師に暴言を吐いたりしました。そこで、抑肝散を投与しましたが、低カリウム血症になったため、タンドスピロン 30mg（朝、昼、夕）に変更しました。その2週後より、盗みや暴言はなくなり、グループホームへ入所となりました。

　　解説▶この患者さんも80歳代後半の前頭側頭葉変性症であり、抗精神病薬ではなく抑肝散を投与しました。しかし、低カリウム血症という副作用のために抑肝散を中止せざるを得ず、タンドスピロンによって効果が得られたケースです。症例9、10は、AD や脳血管性認知症だけでなく、前頭側頭葉変性症のBPSD にもタンドスピロンが有効な場合があることを示しています。

3）BPSD に対する抗精神病薬治療

　BPSD に対してファーストチョイスで抗精神病薬を使用しないことが原則ですが、後期高齢者に優しい生物学的治療や抑肝散では BPSD をコントロールできない患者さんもいます。そのような方々には、どうしても抗精神病薬を使わざるを得ないことがあります。抗精神病薬は、わが国では約30種類あります。そのなかで、どの薬剤が認知症の患者さんにとって安全に使用できるかが問題です。そこでまず、考えられるのが副作用の少ない薬剤です。どれだけ効果のある薬剤でも副作用が強ければ、認知症の患者さんには使用できません。抗精神病薬はご存じのとおり、定型抗精神病薬と非定型抗精神病薬に分類されます。先に、定型抗精神病薬より非定型抗精神病薬の方が死亡率、大腿骨骨折が少ないという研究をお示ししました。また、Wang らは、定型抗精神病薬が非定型抗精神病薬と比較して認知症例では死亡率が高いという結果を、世界的に有名な研究雑誌である New England Journal of Medicine で報告しています[36]。さらに、Setoguchi らは、抗精神病薬が投与されている高齢者の180日以内の死亡率が、定型抗精神病薬 12.7%、非定型抗精神病薬 9.0% であり、前者の循環器疾患による死亡率は後者の 1.3 倍と報告しています[37]。このように、どの臨床研究を

調べても、BPSDに対する治療としては、非定型抗精神病薬が定型抗精神病薬よりも安全であることが明らかです。わが国で上市されている非定型抗精神病薬は、リスペリドン、クエチアピン、ペロスピロン、オランザピン、アリピプラゾール、ブロナンセリン、クロザピン、パリペリドン、アセナピンの9つです。このなかで、どの抗精神病薬が認知症の患者さんには最も副作用が少なくて使いやすいかを検討しなければなりません。そのためには、杏林大学医学部精神神経科の渡邊先生が提示されている、脳内の神経伝達物質の受容体に対する各抗精神病薬の特性と身体合併症の図（図6）を参照してみましょう。抗精神病薬はいろいろな副作用を起こし、最終的には、骨折、肺炎、脳梗塞、心筋梗塞など生死にかかわるような重大な副作用に至ることがあります。このような副作用をきたす原因は、抗精神病薬による神経伝達物質の受容体遮断です。どの受容体かといいますと、図6のように、ノルアドレナリン$\alpha 1$（α_1）、ドパミン2（D_2）、ムスカリン性アセチルコリン1（M_1）、ヒスタミン1（H_1）などです。これらの受容体を各抗精神病薬がどの程度遮断しているかを明らかにするには、大塚製薬の菊地先生の表（表3）[38]が参考になります（パリペリドン、アセナピンのデータはありませんが）。この表の数値は小さいほど受容体遮断が強いことを示しています。ドパミン2受容体を例にとりますと、太数字のリスペリドン、ハロペリドール（これは定型抗精神病薬ですが）、ペロスピロン、ブロナンセリンで受容体遮断が強いことがわかります。アリピプラゾールも数値は低いのですが、これは部分作動薬（ドパミンが多い時は遮断し、少ない時は遮断しない）であるため、副作用は少ないようです。他のα_1、H_1、M_1でも太数字の薬剤で受容体遮断が強度であることを示しています。すると、太数字がないのはアリピプラゾールだけということがわかります。したがって、アリピプラゾールが認知症高齢者にとって優しい安全な抗精神病薬であるといえます。

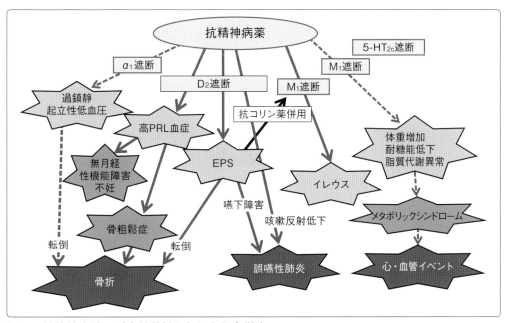

図6 抗精神病薬の受容体特性と主な身体合併症

（渡邊衡一郎ほか：臨床精神薬理 11: 29-41, 2008）

表3　各抗精神病薬の受容体親和性（*in vitro*）

受容体	アリピプラゾール	オランザピン	リスペリドン	クエチアピン	ハロペリドール	ペロスピロン	ブロナンセリン	クロザピン
ドパミンD₂	0.34 部分作動薬	20	**2.2**	180	**1.4**	**1.4**	**0.142**	130
セロトニン5-HT₁A	1.7 部分作動薬	2,100	210	230	3,600	2.9	804	140
セロトニン5-HT₂A	3.4	3.3	0.29	220	120	0.61	0.812	8.9
α₁	57 （ラット）	54	**1.4**	**15**	**4.7**	**17**	26.7	**4.0**
ヒスタミンH₁	61	**2.8**	19	8.7	440	**1.8**	765	**1.8**
コリンM₁	>10,000 （ウシ）‡	**4.7**	2,800	**100**	1,600	1,000	**100**	1.8

データはK$_i$値（nmol/L）で示す。低いK$_i$値ほど高い親和性を示す。
‡データはIC$_{50}$値（nmol/L）で示す。　　　　　　　　　　　　　　　　　　（文献38より一部改変）

　それでは、アリピプラゾールが効果的であった症例を提示します。

症例11　　78歳、女性

　2年前、怒りっぽくなり、万引きをするようになりました。3カ月前から家事をしなくなりましたが、玉ねぎを千切りしては冷蔵庫に入れて、また玉ねぎを千切りすることを繰り返し、掛け軸と狐の襟巻を盗まれた話を1日に10回するようになりました。そこで、かかりつけ医からチアプリド75mg/日、そして抑肝散7.5g/日が処方されましたが、無効のため当院を紹介されました。頭部MRIでは、前頭・側頭葉の萎縮がみられ、臨床的には、性格変化、常同行動、アパシー、食行動障害、もの盗られ妄想などがあり、前頭側頭葉変性症と診断しました。抑肝散を中止して、アリピプラゾール6mg/日を投与すると、易怒・攻撃性が軽減し、10mg/日に増量したところ、易怒・攻撃性、常同行動、妄想は消失し、BPSDの評価スケールであるBEHAVE-ADが25点から9点へ改善しました（**図7**）。一方で副作用はみられませんでした。

　解説▶軽度のBPSDにはチアプリドが時々使われます。また、前頭側頭葉変性症に対して抑肝散が有効なことがあります。したがって、このかかりつけ医の先生の薬物療法は当を得たものだと思います。それでも、コントロールできないBPSDには、やはり抗精神病薬が必要になります。アリピプラゾールをBPSDに使う場合は、70歳代の患者さんには4〜5mg/日から、80歳代では2〜3mg/日から使い始めるのが一般的で、10mg/日以上はほとんど使用しません。この患者さんの場合はかなり重度でしたので、6mg/日から始めて10mg/日まで増量することで、BPSDの改善が得られました。ここで同じ投与量をずっと処方するのではなく、状態が3〜4カ月間安定していれば、減量を試みた方がよいでしょう。

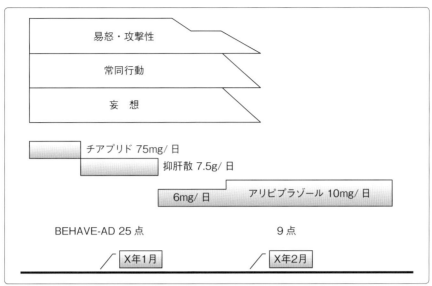

図7 症例11（78歳、女性）

症例12　79歳、男性

２年前、時々家族を間違えたり、自宅で手洗いの場所がわからなかったりしました。５カ月前、夜になると「部屋の壁に虫がいっぱい這っている」と言って落ち着かなくなりました。そこで、総合病院の神経内科を受診し、ドネペジル 5mg/日の投与を受けました。しかし、夜間の不眠・不穏は悪化し、抑肝散 7.5g/日、さらにはクエチアピンが追加され、175mg/日まで増量されましたが、かえって昼夜逆転の状態になったため、当院を受診されました。頭部 CT では大脳皮質の萎縮は軽度で、臨床的には、幻視、認知機能の変動、パーキンソン症状、誤認妄想、易怒性が認められ、レビー小体型認知症と診断されました。まず、ドネペジルを 1mg/日に減量してさらに中止すると、易怒性、暴力、不眠が消失しました。次に、クエチアピンを漸減し、アリピプラゾールを 6mg/日から 10mg/日に増量したところ、大声や幻視も消失し、BEHAVE-AD が 23 点から 5 点へ改善しました。その後、流涎、食欲低下が出現したため、アリピプラゾールを 5mg/日に減量したところ消失しました（**図8**）。

解説 ▶ ドネペジルによりレビー小体型認知症の BPSD がさらに悪化したケースですが、それに主治医が気付かず、抑肝散、クエチアピンがどんどんと追加されて、昼夜逆転状態に至ったわけです。このような場合は、まずはドネペジルを中止しなければなりません。レビー小体型認知症の治療ガイドラインでは、ファーストチョイスとされている抗精神病薬はクエチアピンですが、私の経験では、やはりアリピプラゾールがより効果的です[13]。若い統合失調症の患者さんにアリピプラゾールを投与すると不眠が出てくることがありますが、認知症の患者さんでは不眠が出てくることはほとんどありません。アリピプラゾールは副作用として

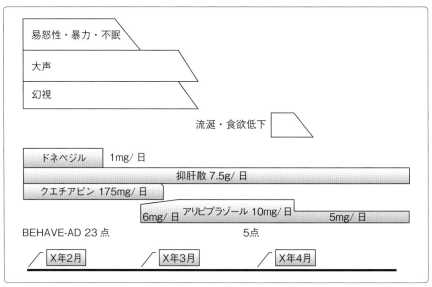

図8 症例12（79歳、男性）

のパーキンソン症状は少ないのですが、この患者さんのように流涎がみられることがあります。また、もともと食が細い方の場合は、食欲低下が出てくることがあるので注意が必要です。

　このようなアリピプラゾールによる著効例を経験したことから、認知症の患者さんに対するアリピプラゾールの臨床研究を行いました。前頭側頭葉変性症15名、レビー小体型認知症8名、脳血管性認知症1例の24例を対象としました。平均年齢は72.9歳で、MMSEの平均得点は16.8点でした。全患者さんが抗精神病薬以外の薬剤では治療抵抗性でした。アリピプラゾールを1日に1回、2〜13mg投与しました。2例が精神症状の悪化、1例が食欲低下により中止となりました。また、2例で軽度の流涎、1例で軽度の筋固縮、1例でつまずきやすさがみられました。投与前のNPIは39.4点でしたが、4週後は21.7点と有意に改善しました。NPIの下位項目では、多幸、脱抑制以外はすべて有意に低下しました。このように、BPSDがより目立つ前頭側頭葉変性症、レビー小体型認知症の治療抵抗性の患者さんに対するアリピプラゾールの有用性が確認されました。副作用として、症例12でもみられた食欲低下、流涎はそれぞれ4.2％、8.3％でみられ、精神症状の悪化は8.3％でした。したがって、外来で最初にアリピプラゾールを処方する際は、数日分処方して反応をみる必要があります。

　認知症疾患治療ガイドライン2010（日本神経学会監修, 医学書院, 東京, 2010, p109）では、「認知症者の暴力や不穏に対する薬物療法ではリスペリドンの使用を考慮する。また、その他の非定型抗精神病薬、気分安定薬も使用の候補となる」と記載されています。また、2011年9月28日に厚生労働省保険局医療課長から通知された「医薬品の適応外使用に関わる保険診療上の取り扱い」のなかで、「クエチアピン、ハロペリドール、ペロスピロン、リスペリドンは『器質的疾患に伴うせん

妄・精神運動興奮状態・易怒性』に対して処方した場合、適応外使用事例を審査上認める」と記載されています。すなわち、BPSDに対してこれらの抗精神病薬を使用してもよいということになります。不思議なのは、筆者が推奨するアリピプラゾールはこれらに含まれておらず、一方で副作用としてパーキンソン症状が出やすいリスペリドンが推奨されていることです。パーキンソン症状により歩行障害が起こるため、高齢者では転倒のリスクを高めます。アリピプラゾールが販売されて間もない頃、レビー小体型認知症の患者さんの激しい幻視、幻聴にリスペリドンを使ったところ歩けなくなりました。そのため、リスペリドンを減量しました。ところが、幻視、幻聴は悪化しました。そこで、リスペリドンをアリピプラゾールに変更したところ、歩行障害は消失して歩けるようになり、幻覚も消失しました。その後も、リスペリドンをアリピプラゾールに変更すると、精神症状の悪化はほとんどなく、歩行障害が改善する症例を多く経験しました。この経験上、難治なBPSDに抗精神病薬を使用する場合、ファーストチョイスはアリピプラゾールだと思っています。もちろん、高齢者に投与する際は、家族に適応外の使用、リスクなどを十分説明し、統合失調症の患者さんに使用する場合と異なり、少量投与に心がけ、散剤レベルで1mgずつ調整する必要があります。

4) 第二世代アルツハイマー型認知症治療薬のBPSDに対する可能性

　2011年3月22日にガランタミンが、6月8日にメマンチンが、7月19日にはリバスチグミン貼付剤が、それぞれ上市されました。これら3種の薬剤が、第二世代AD治療薬です。ガランタミン、リバスチグミン貼付剤はドネペジルと同様、アセチルコリンエステラーゼの活性を抑制して、アセチルコリンを増やします。しかし、ガランタミンはプレシナプスのニコチン性アセチルコリン受容体に作用することで、アセチルコリン以外の神経伝達物質、例えばドパミン、セロトニン、ノルアドレナリン、グルタミン酸、GABAなどのシナプスへの放出を促進します。リバスチグミン貼付剤はアセチルコリンエステラーゼだけではなく、ブチリルコリンエステラーゼの活性も阻害し、また貼付による皮膚障害を予防するために行うスキンケアが、グルーミング効果を介してセロトニン系を活性化させます。このように、ガランタミンやリバスチグミン貼付剤はドネペジルとは異なる作用があります。一方、メマンチンは、アセチルコリンエステラーゼには作用せず、過剰なグルタミン酸活動を抑制し、神経細胞保護作用を有しています。原則的には、類似の作用の薬剤は併用できないので、ドネペジル、ガランタミン、リバスチグミン貼付剤はそれぞれ併用できませんが、メマンチンはそれらの薬剤との併用が可能です。

　まず、第二世代AD治療薬の市販後の使用経験についてお示しします。

◉ ガランタミン

症例13　　77歳、女性、AD

　4年前にもの忘れが目立つようになり、3年前に受診されました。ドネペジル3mg/日の

服用で焦燥、妄想が出現したため、ガランタミン 8mg/ 日に変更され、少し元気が出てきました。しかし、16mg/ 日へ増量後、夕方になると落ち着かなくなり、徘徊・外出して、行方不明になり、警察に保護されたため、家族の希望でガランタミンは中止になりました。

症例 14　84 歳、男性、AD

2 年前、数分前のことを忘れるようになり、1 年前に受診されました。ドネペジル 3mg/ 日の服用により吐気をきたし、ガランタミン 8mg/ 日でも吐気、食欲低下が起こったため中止になりました。

症例 15　79 歳、女性、AD

2 年前、同じことを何回も聞くようになり、だんだんともの忘れが進行するため、5 カ月前に当院を初診し、MMSE は 21 点でした。ドネペジル 3mg/ 日により CPK が上昇したため（CPK は筋肉に含まれる酵素で、この上昇を放置すると、横紋筋融解症になる）、ガランタミンを 8mg/ 日から始めて 16mg/ 日、そして 24mg/ 日に増量すると、菜園の手入れ、造花作り、グランドゴルフ、車による買い物などを行うようになり、MMSE は 25 点と改善しました。

＜まとめ＞

ガランタミンを処方した患者さん 58 名のうち、アパシーが軽快した方が 26 名、イライラが 9 名、症例 14 のように消化器症状が出た方が 15 名でした。症例 15 のように ADL や認知機能が改善した方もいました。

解説 ▶ ガランタミンはアパシーに効果的で、ADL を改善し、認知機能障害が軽快することがあるため、患者さんによっては非常に有用です。一方、この賦活作用がイライラをきたす場合もあります。症例 13 では 8mg/ 日に減量すれば有用であったかもしれません。このように、ガランタミンはどんどん増量するのではなく、状態をよく把握した上での処方量のさじ加減が重要になってきます。また、消化器症状が多い印象を受けるので、初めて処方する際は、ドンペリドンの併用が必要です。

◉ メマンチン

症例 16　84 歳、女性、レビー小体型認知症

5 年前、時々家族を間違えるようになり、2 年前に「壁にゴキブリがたくさんいる」と言い始めたために受診されました。ドネペジル 1mg/ 日の服用を開始し、3mg/ 日でイライラが出現したため、メマンチンに変更となりました。15mg/ 日へ増量後、表情が穏やかになり、家事を少しするようになりました。しかし、20mg/ 日になるとイライラが出てきて、15mg/ 日に減量になりました。

Ⅲ. BPSD の治療

| 症例 17 | 66 歳、男性 |

　3 年前、夕方におかしなことを言うことがあり、2 年前にある総合病院を受診されました。レビー小体型認知症と診断されて、ドネペジル 5mg/ 日の投与を受けましたが、易怒的になり、幻視が出現したため、1 年前に当院を受診されました。ドネペジルの中止により易怒性は軽快しました。しかし、通所リハビリテーションに行っても、うつらうつらしていたり、床にしゃがみ込んで何かをつかむような仕草をしたりして、グループ活動には参加できませんでした。そこで、メマンチンを投与して 10mg/ 日に増量後から昼間の眠気や幻視はなくなり、活動に参加できるようになりました。

| 症例 18 | 76 歳、女性、AD |

　2 年前、もの忘れがみられ、1 カ月前に近所の道でも迷うようになったため、当院を受診し、AD と診断されました。ドネペジルにより食欲低下がみられたので、メマンチンに変更して 20mg/ 日まで増量しました。すると、昼間の眠気が強くボーっとしているため、10mg/ 日に減量となりました。

＜まとめ＞

　メマンチンを投与した患者さん 42 名のうち、主として意欲が出て明るくなった方が 13 名、イライラ・興奮がみられた方が 4 名、眠気がみられた方が 11 名、興奮が軽快した方が 7 名、幻視が消失した方が 3 名であり、残りの 4 名では効果も副作用もなく不変でした。消化器症状の副作用はみられませんでした。

　　解説▶メマンチンにより、アパシーが改善して明るくなる、あるいは、イライラや躁状態になる場合、それから不穏・興奮が改善する、あるいは過鎮静が目立つ場合があります。すなわち、患者さんによって、効果が賦活か鎮静の 2 つに分かれます。どのような患者さんにどっちの効果が出るかは、今のところ明らかではありません。右に曲がるか、左に曲がるかは、投げてみないとわかりません。

⦿ リバスチグミン貼付剤

| 症例 19 | 83 歳、女性、AD |

　4 年前、もの忘れがみられ、2 年前、電話番ができず、料理が煮物ばかりになったため、当院を受診されました。ドネペジル 3mg/ 日で吐気が出現したため、リバスチグミン貼付剤に変更となりました。4.5mg/ 日により表情が明るくなり、9mg/ 日でよく話すようになられましたが、13.5mg/ 日でイライラがみられるようになり、現在は 9mg/ 日を貼付しています。

症例 20　78 歳、女性

1 年前、外出して道に迷い、もの忘れも目立ってきました。3 カ月前、夫に対する嫉妬妄想が出現して、攻撃的になったため、かかりつけ医を受診されました。AD と診断され、ドネペジル 3mg/ 日の投与を受けましたが、吐気と手のしびれがみられたため、リバスチグミン貼付剤に変更となりました。4.5mg/ 日で、妄想が消失し、穏やかになられました。

症例 21　81 歳、女性

3 年前にうつ状態になり、かかりつけ医から抗うつ薬を処方されました。1 カ月前、夜に誰もいないのに話しかけるようになったため、紹介で当院を受診されました。幻視、認知機能の動揺、誤認妄想がみられ、レビー小体型認知症と診断しました。リバスチグミン貼付剤 4.5mg/ 日の貼付により、意欲が出てきて、幻視は消失しました。しかし、9mg/ 日で掻痒感が起こり、中止となりました。

<まとめ>

リバスチグミン貼付剤を貼付した患者さん 90 名のうち、意欲向上が 44 名、幻覚の改善が 16 名、攻撃性・イライラの軽快が 12 名、傾眠消失が 10 名、残りの 8 名は不変でした。リバスチグミン貼付剤の副作用は、イライラが 11 名、貼付部位の発赤・掻痒感が 11 名、消化器症状が 4 名あり、減量により約半数は軽快し、残りの方は中止となりました。

次の方は入院されたケースです。

症例 22　81 歳、男性、前頭側頭葉変性症

4 年前の交通事故後にもの忘れが目立つようになり、1 年前に頑固で怒りっぽくなったため、当院を初診されました。抑肝散では不変で、アリピプラゾール 3mg/ 日により易怒性は軽快しました。3 週前、妻がうつ状態になったことに反応して、易怒性、妻への暴力がみられたため、当院に入院となりました。ブロナンセリン 4mg/ 日でボーっとなり、失禁がみられたため、漸減・中止しました。そこで、リバスチグミン貼付剤 4.5mg/ 日を追加したところ、ボーっとするのが少なくなり、話すことでご自分の意思を伝えることができるようになりました。リバスチグミン貼付剤開始前の MMSE、NPI はともに 11 点でしたが、9mg/ 日使用 2 週後はそれぞれ 14 点、5 点と両方ともに改善しました。さらに 13.5mg/ 日に増量したところ、易怒的になって、他の患者さんと喧嘩したため、9mg/ 日に減量して、易怒性は消失しました。

解説▶臨床効果的には、リバスチグミン貼付剤は賦活系の作用を有しています。副作用として眠気はほとんどみられませんが、貼付剤であるため掻痒感や発赤などの皮膚症状がみられました。高齢者の皮膚は乾燥していることが多いため、リバスチグミン貼付剤により皮膚症

状が出やすい傾向があります。そこで、皮膚症状を防ぐために、ヒルドイドクリームのような保湿剤の塗布により貼付部位のスキンケアが必須となります。リバスチグミン貼付剤は既述のようにグルーミング効果によるセロトニン増強作用が推測され、本症例群の結果により、アパシー、幻視、攻撃性、イライラを改善することが期待されます。レビー小体型認知症を命名した Mckeith らは、レビー小体型認知症では、リバスチグミン投与群はプラセボ群に比べてアパシー、不安、妄想、幻視の有意な改善がみられ、レビー小体型認知症の BPSD におけるリバスチグミンの有用性を報告しています[39]。筆者の臨床経験と McKeith らの臨床研究の結果は、リバスチグミンでアパシー、幻視が改善したという点で合致しています。最近、誠弘会池袋病院の平川先生もレビー小体型認知症におけるリバスチグミン貼付剤の有用性を述べています[40]。また、筆者はリバスチグミン貼付剤の治験終了後、ドネペジルにスイッチングして BPSD が悪化した 2 症例を経験しました。これらのことから、リバスチグミン貼付剤は、治験で確認された認知機能、ADL の進行抑制だけでなく、BPSD における効果も期待できると思われます。ただし、リバスチグミン貼付剤が過量だと、症例 19、22 のように、かえって易怒・攻撃性を招きますので、投与量の設定には細心の注意が必要です。

　第二世代 AD 治療薬についてまとめます。先に述べたように、ドネペジルの作用は、アセチルコリンエステラーゼを抑制してアセチルコリンを増加させるのが主体ですが、ガランタミンやリバスチグミン貼付剤は他の神経伝達物質への作用もあり、それぞれを使い分けると、各々の患者さんにとってより有用性が高まることが期待されます。アパシーに対する効果は第二世代薬剤ともにみられます。一方、BPSD の陽性症状に対する効果はガランタミン、リバスチグミン貼付剤、メマンチンでみられますが、リバスチグミン貼付剤の方がより期待できそうです。

　薬剤の代謝で最も重要な酵素系は肝臓のチトクローム P450（CYP）です。ドネペジルとガランタミンは主に CYP3A4、CYP2D6 によって代謝されます。そのため、CYP3A4 の阻害作用を有する抗真菌薬のイトラコナゾールやマクロライド系抗菌薬のエリスロマイシンなどとの併用で効果が増強され、逆に、CYP3A4 の誘導作用を持つ抗てんかん薬であるカルバマゼピンやフェニトインとの併用では、代謝が促進されて効果が減弱する恐れがあります。リバスチグミン貼付剤、メマンチンは腎排泄型であるため、併用薬の影響は比較的受けにくいようです[41]。高齢の患者さんでは併用薬が多いため、ドネペジル、ガランタミンを投与する場合は、薬剤の相互作用に十分注意する必要があります。

　認知症の患者さんには、50 歳代の方も 90 歳代の方もいらっしゃいます。体重が 30kg の方も 70kg の方もいらっしゃいます。そして、体質、臨床症状、認知機能もそれぞれが異なります。したがって、AD 治療薬を処方する場合は、個々に合った投与量をきめ細かく調整する必要があります。ここで、AD 治療薬の添付文書を見てみましょう。例えばドネペジルの場合、「通常、成人にはドネペジル塩酸塩として 1 日 1 回 3mg から開始し、1 ～ 2 週間後に 5mg に増量し、経口投与する。高度のアルツハイマー型認知症患者には、5mg で 4 週間以上経過後、10mg に増量する。なお、症状に

より適宜減量する。」と記載されています。したがって、2週間後、5mgに増量せず、5mg未満の処方をすると、保険外診療として診療報酬が認められません。「5mg服用すると吐気、食欲低下があるので低用量を処方した」という意見書を提出しても、共同通信の調査では、9県は認めないようです。そのため、患者さんの状態、症状に応じた処方ができず、規定に従って増量されてしまいます。ドネペジルの添付文書の最後に「なお、症状により適宜減量する」とあるのですが、まったく無視されています。このような状況を踏まえて、2016年6月1日、厚生労働省保険局医療課から「先発品医薬品と効能効果に違いがある後発医薬品の取扱い等について」という事務連絡がありました。その中で、「なお、認知症治療薬についても、患者の症状等により、添付文書の規定によらず当該規定の用量未満で投与される場合がありますが、一律に査定を行うのではなく、診療報酬明細書の摘要欄に記載されている投与の理由等も参考に、個々の症例に応じて医学的に判断していただくようお願いいたしますので、併せて、都道府県国保連合会に対し周知方よろしくお願いいたします。」との見解を明らかにしました。この事務連絡によって、やっと個々の患者さんに応じたAD治療薬を処方できるようになりました。

5）認知症高齢者のうつ状態、アパシーに対する薬物療法

うつ状態の患者さんは症状が自己違和的なために苦悩されますが、アパシーがある患者さんは症状にあまり関心がありません。前者は臥床していてもきついのですが、後者は臥床していた方が楽で、起きて何かをするのが億劫なのです。NPIによる臨床研究では、認知症において、うつ状態は35％、アパシーは65％に認められました。疾患別のうつ状態の有症率はAD 33％、脳血管性認知症39％、レビー小体型認知症42％、前頭側頭葉変性症23％で、アパシーの有症率はAD 67％、脳血管性認知症67％、レビー小体型認知症50％、前頭側頭葉変性症85％でした[42]。予想以上に、認知症におけるうつ状態、アパシーの罹患率が高いことがわかります。脳卒中後のアパシーはよく知られていますので、脳血管性認知症でアパシーが最も多いと思っていましたが、アパシーの有病率は前頭側頭葉変性症において一番高率でした。BPSDというと、幻覚、妄想、興奮などの陽性症状に目を奪われがちですが、このように高率にみられるうつ状態やアパシーにも目を向けるべきです。うつ状態やアパシーが持続すると、身体機能、ADL、そしてQOLなどが低下し、さらに中核症状である認知機能低下がより進行しますので、これらの治療は重要です。うつ状態やアパシーの薬物療法に関しては、これまでに言及してきましたが、最後にうつ状態とアパシーとに分け、症例を追加しながら再考します。

◉ うつ状態

高齢者の患者さんは抗コリン作用の強い薬剤によりいろいろな副作用が起こりやすいので、三環系、四環系の抗うつ薬は回避した方がよいと思います。三環・四環系以外で、わが国で使用できる抗うつ薬は、①選択的セロトニン再取り込み阻害薬（SSRI：パロキセチン、セルトラリン、エスシ

タロプラム、フルボキサミン）、②セロトニンノルアドレナリン再取り込み阻害薬（SNRI：デュロキセチン、ミルナシプラン、ベンラファキシン）、③ノルアドレナリン作動性・特異的セロトニン作動性抗うつ薬（NaSSA：ミルタザピン）などがあります。従来、認知症高齢者のうつ状態に SSRI が汎用されてきましたが、SSRI 抵抗性の患者さんにおいて、デュロキセチンは 67.5％で効果がみられたと報告されています [43]。SNRI のミルナシプランは、男性高齢者で多くみられる前立腺肥大症では禁忌になっています。ベンラファキシンは新薬のため、認知症高齢者ではまだデータがありません。また、NaSSA のミルタザピン、四環系のトラゾドンは高齢者の死亡率を上昇させることが最近報告されました [44]。したがって、認知症高齢者の方には、デュロキセチンは効果が期待できる抗うつ薬といえます。また、2015 年、デュロキセチンでは「線維筋痛症に伴う疼痛」の適応が追加されました。筆者は線維筋痛症での経験はありませんが、高齢者の腰痛には効果があるようです。

　ここで、うつ状態が多いレビー小体型認知症では抗うつ薬はどうでしょうか。もちろん抗コリン作用の強い三環系、四環系抗うつ薬は使えません。では、SSRI は使えるのでしょうか。ここで、2 症例を提示したいと思います。

症例 23　　87 歳、女性

　7 年前から「口の中に針金が刺さっている」と言って、数カ所の歯科医院を受診しましたが、異常はありませんでした。2 年前、時々突然呼吸が苦しくなって救急車を呼び、搬送されて病院に到着すると軽快していました。抑うつ気分、意欲低下、食欲不振がみられたため、4 日前に近医よりパロキセチン 10mg/ 日が投与されました。3 日後から午前 4 時に覚醒して、娘や知人に電話を掛けまくり、多弁、イライラ、攻撃性が目立ったため当院を受診しました。来院時は躁状態であったため、入院となりました。その後、パロキセチンを中止して、4 日目頃から躁状態は速やかに消失しました。一方、認知機能の動揺、筋固縮、小刻み歩行、レム睡眠行動障害、誤認妄想、セネストパチー、自律神経症状（起立性低血圧、失神、便秘）などが認められ、レビー小体型認知症と診断されました。アリピプラゾール 10mg/ 日により、誤認妄想、セネストパチーは消失しました。

症例 24　　85 歳、女性

　7 年前から某精神科病院で「うつ病」として治療を受けていましたが、改善はなく、時々幻視がみられました。5 日前に口渇、構音障害が目立つため、マプロチリン 50mg/ 日がパロキセチン 10mg/ 日に変更されました。3 日前から落ち着かず不眠となり、翌日居ても立ってもいられず身の置き所がなくて、左前腕部を包丁で 10 数カ所切りつけました。そのため、当院を緊急受診しました。診察時は座ることができず、アカシジア（居ても立ってもいられない）状態であり、入院となりました。パロキセチン中止 2 日後にアカシジアは消失しました。一方、幻視、認知機能の動揺、誤認妄想、筋固縮、歩行障害、レム睡眠行動障害などが

みられたため、レビー小体型認知症と診断されました。幻視、認知機能の動揺はドネペジル
1.5mg/ 日により軽快しました。

解説▶症例 23 は、持続性のセネストパチー、間欠性のパニック発作、うつ状態があり、パ
ロキセチンによって躁状態をきたし、その後にレビー小体型認知症と診断された方です。症
例 24 は、10 数年間「うつ病」として薬物療法を受け、マプロチリンからパロキセチンへの
変更後に自傷を伴うアカシジアが出現し、入院後にレビー小体型認知症と診断されました。
両症例とも、パロキセチンの使用と躁、アカシジアの発生と消失に密接な時間的因果関連が
あるため、パロキセチンがこれらの症状を起こしたと考えられます。

レビー小体型認知症のうつ状態に対する治療は容易ではありません。SSRI、特にパロキ
セチンでは、この症例のように躁状態になったり、不眠、不安、アカシジアをきたしたりし
ます。SSRI のフルボキサミンや SNRI のミルナシプランでも易刺激性が出現した患者さん
がいます。最近、レビー小体型認知症のうつ状態に SSRI のセルトラリンが勧められること
があります。たしかに、セルトラリンにはドパミンを少し増やす作用があるのでパロキセチ
ンとは違うと思いますが、セルトラリンの中止により BPSD が改善した患者さんを経験して
いますので、SSRI、SNRI のレビー小体型認知症への処方も、やはり慎重であるべきだと
思います。少年・青年期のうつ状態に対して SSRI、SNRI は、不安、焦燥、パニック発作、
不眠、易刺激性、衝動性、敵意、アカシジア、軽躁などをきたすアクチベーション・シンドロー
ムのリスクがあり、注意が喚起されています。アクチベーション・シンドロームは一般的に
は高齢者に少ないといわれています。しかし、様々な薬剤に対する過敏性が高いレビー小体
型認知症では、そのリスクが高まるようです。

脳内のレビー小体の分布やアミロイド沈着の程度によって、レビー小体型認知症の患者さ
んは均一ではないので、一概には言えませんが、レビー小体型認知症のうつ状態に対する抗
うつ薬の投与はなるべく回避した方がよいと思います。それでは、抗うつ薬の代わりに何を
使用するかが問題です。筆者の経験では、副作用が少なく使いやすいのがフェルラ酸・ガー
デンアンゼリカ抽出物です。それから、少量のドネペジルやメマンチン、リバスチグミン貼
付剤も奏効することがあります。

● アパシー

先述のように、認知症でのアパシーは 65％に認められ、疾患別では、前頭側頭葉変性症が 85％
と最も多く、次は AD と脳血管性認知症の 67％と同率であり、レビー小体型認知症は 50％でした。
前頭葉の障害が強い疾患ほどアパシーの頻度が高い傾向があります。

一般的には、AD のアパシーにドネペジルが有用といわれています。これに加えて、第二世代の
AD 治療薬であるガランタミン、メマンチン、リバスチグミン貼付剤も効果が期待されます。

脳梗塞後のアパシーに関しては、アマンタジン[45]、ニセルゴリン[46]、シロスタゾール[47] が有効
という報告があります。しかし、アマンタジンは BPSD を増大させる場合がありますので、それら

110

Ⅲ. BPSD の治療

に使用する際には十分注意する必要があります。

　レビー小体型認知症には、ドネペジルも使えますが、特にリバスチグミン貼付剤が効果的です。しかし、この場合は、AD に使用する場合と比較して少量投与がより重要になってきます。

　ここで、認知症疾患でアパシーが一番多い前頭側頭葉変性症には、どの薬剤が効果的かについては興味があるところです。前頭側頭葉変性症では、SSRI のパロキセチンが常同行動だけではなく、アパシーに効果的という症例を筆者が報告していますが [48]、同じ SSRI であるフルボキサミンによる検討では、アパシーに対する効果は認められませんでした [49]。これは、パロキセチンとフルボキサミンの違いかもしれませんし、あるいは一部のケースでは著効するけれど、臨床研究ですべてのケースに投与すると統計学的に有意差が出ないのかもしれません。逆に、うつ病に対する SSRI の長期使用によりアパシーが起こるといわれています。したがって、前頭側頭葉変性症のアパシーに対する SSRI の効果については、さらに検討が必要です。

　筆者は、前頭側頭葉変性症が疑われた患者さんのアパシーに対して、SNRI であるデュロキセチンが効果的であった症例を経験しましたのでご紹介します。

症例 25　　79 歳、女性

　1 年前、腰痛で整形外科に入院し、退院後からもの忘れが目立ってきました。それとともに、同じ話の繰り返し、頻回の確認などがみられ、料理をしなくなり、外出・歯磨きも億劫がるようになったため、当院を受診されました。初診時は、常同行動、アパシー、児戯性などがみられ、MMSE は 20 点でした。頭部 MRI では、前頭葉の萎縮が認められました。本人は、意欲が出ないことに対して、あまり困ったり、悩んだりしていませんでした。これらのことから、前頭側頭葉変性症を疑いました。そこで、デュロキセチン 20mg/日を投与しました。13 日後の受診時には、本人は「もの忘れがよくなった、料理もしています」と話され、家族も「元気になった」と言って喜んでいました。MMSE も 25 点と改善しました。

　　　解説▶前頭側頭葉変性症では、記憶障害が目立たず、アパシーが前景にくる場合があり、そのアパシーのために MMSE が認知症レベルの得点になることがあります。この患者さんは、デュロキセチンによりアパシーは改善して、MMSE も 5 点も上昇しましたが、臨床症状の常同行動、児戯性は不変でした。したがって、前頭側頭葉変性症で、デュロキセチンがアパシーに著効したケースといえます。一方、デュロキセチンが腰痛を軽減して意欲が出てきた可能性も考えられます。

症例 26　　85 歳、女性

　2 カ月前に肺炎で入院し、退院後からさらに元気がなくなり、昼間も横になることが多く

111

なったため、当院を受診されました。初診時は、アパシー、児戯的で頼りないところなどがあり、MMSE は 19 点でした。頭部 MRI では、前頭・側頭葉の萎縮が認められました。本人は「横になっているのが楽でいい、動くのが億劫」とおっしゃっていました。そこで、デュロキセチン 20mg/ 日を投与して 14 日後、本人は「だいぶん元気になった、昼間横になることはなくなった」と話し、家族も「笑顔が出てきた」と言っていました。その時の MMSE は 21 点でした。

解説▶この患者さんも退院後にアパシーが目立ってきたケースですが、元々活動性が乏しかったようです。前頭・側頭葉の萎縮があり、児戯性がみられ、前頭側頭葉変性症が疑われます。症例 25 と同様に、デュロキセチン 20mg/ 日という少量投与で、それも 2 週間でアパシーが改善しました。このことから、デュロキセチンは効果発現が早いと考えられます。

症例 27　　78 歳、女性

1 年前からもの忘れがあり、3 カ月前より家事も何もせず、服薬の管理もできなくなったため、当院を受診されました。初診時は、アパシー、児戯性、常同行動、食行動障害などがあり、MMSE は 13 点でした。頭部 MRI では、前頭・側頭葉の萎縮が認められました。すでにドネペジル 10mg/ 日、フルボキサミン 100mg/ 日が処方されていました。そこで、ドネペジルを漸減・中止して、フルボキサミンをデュロキセチン 20mg/ 日に移行しました。その 3 週間後、以前やっていた散歩をして、家事を手伝うようになり、MMSE は 15 点になりました。

解説▶アパシー、児戯性、常同行動、食行動障害などがあり、前頭・側頭葉の萎縮が認められるため、前頭側頭葉変性症が考えられます。この患者さんのアパシーにドネペジルが投与されていましたが、効果は認められませんでした。ドネペジルは AD のアパシーに対して効果がみられますが、前頭側頭葉変性症では効果が期待できないようです。というよりも BPSD を増大させます。SSRI であるフルボキサミンも、先述の臨床研究のように効果がありませんでした。一方で、SNRI のデュロキセチンでは効果がみられたということは、アパシーにはノルアドレナリンの活性化が必要なのかもしれません。

これら 3 症例から、前頭側頭葉変性症のアパシーに対するデュロキセチンの有用性が期待できます。前頭側頭葉変性症は、前頭葉、側頭葉が変性する疾患の総称ですので、異種性があり、均一な疾患とは言い難い面があります。したがって、デュロキセチンの効果も症例によって異なります。特に、易怒・攻撃性の強い症例では悪化の恐れもあります。このことを念頭に入れながらも、フルボキサミンよりもデュロキセチンの方が前頭側頭葉変性症のアパシーには効果的と考えます。

112

4. BPSDの治療戦略のまとめ

BPSD に対しては、その原因の 1 番に挙げられている薬剤、そして身体合併症などの生物学的（Biological）なところをまずは精査し、次に患者さんの心理社会的な側面を十分に把握したうえでケアを行い（Psycho-Social）、それでもコントロールが困難な場合は、薬剤を含めた生物学的な介入が必要になってきます（Drug）。したがって、BPSD の治療戦略は図 9 のように、B-P-S-D の順で進めていくと、非常に効率的で良い結果が期待できます。

BPSDの治療戦略は
Bio-Psycho-Socio-Drug

図9　BPSDのまとめ

こぼれ話 ❺

認知症と熟年離婚

2008 年 4 月から厚生年金が折半できるようになり、50 〜 60 歳台の女性では「嫌な夫と別れて、自由気ままな生活を謳歌したい」と熟年離婚が頭をよぎることがあります。しかし、「60 歳以上の独居生活は認知症になる危険性が 2 倍」という研究結果が報告されています（Neurology 53: 1953-1958,1999）。「離婚しても子どもと同居するから大丈夫」、あるいは「気心知れた友達と一緒に暮らすから問題ない」などと思う方もいらっしゃるでしょうが、子どもはいつまでも一緒には居てくれないし、親友でも同居すると嫌なところが目に付くものです。

一方、男性は熟年離婚に対してなす術がないのでしょうか。最近、前頭葉の活性化が認知症予防になることが明らかになりました。前頭葉の活性化には、①目と目を合わせる、②コミュニケーションをとる、③言語化する、④些事で怒らないなどが勧められています。熟年離婚のほとんどは、夫が妻の話を傾聴しコミュニケーションを大切にすれば避けることが可能です。さらに「妻の話をよく聴く」には上記の①、②、③が不可欠であり、「いちいち話なんか聴けるか」と怒りがちな男性は我慢して聴くことにより④も満たされます。すなわち「妻の話をよく聴く」ことは認知症予防だけでなく熟年離婚の対策にもなるわけですが。

●第Ⅲ章　BPSD の治療

1) Husebo BS et al: Efficacy of treating pain to reduce behavioural disturbances in residents of nursing homes with dementia: cluster randomised clinical trial. BMJ 343: d4065, 2011

2) Inaba A et al: Biting for attention; a case of dental discomfort manifesting in behavioural problems. Psychogeriatrics 11: 242-243, 2011

3) 三村 將：認知症のおける記憶リハビリテーション．老年期認知症研究会誌 16: 23-26, 2010

4) 室伏君士：痴呆老人への対応と介護．金剛出版，東京，1998

5) Kitwood T: A dialectical framework for dementia. In: Woods RT ed. Handbook of Clinical Psychology of Ageing. John Wiley & Sons, London, 1996, pp267-282

6) Kitwood T: Dementia reconsidered: the person comes first. Open University Press, Maidenhead, 1997

7) Tanabe H et al: Behavioral symptomatology and care of patients with frontotemporal lobe degeneration-based on the aspects of the phylogenetic and ontogenetic processes. Dement Geriatr Cogn Disord 10 (suppl 1) : 50-54, 1999

8) Schneider LS et al: Risk of death with atypical antipsychotic drug treatment for dementia: meta-analysis of randomized placebo-controlled trials. JAMA 294: 1934-1943, 2005

9) Kimura T et al: Pilot study of pharmacological treatment for frontotemporal dementia: effect of Yokukansan on behavioral symptoms. Psychiat Clin Neurosci 64: 207-210, 2010

10) Rogers SL et al: Long-term efficacyand safety of donepezil in the treatment of Alzheimer's disease: final analysis of a US multicentre open-label study. Eur Neuropsychopharmacol 10: 195-203, 2000

11) Takaya T et al: Torsades dePointes with QT prolongation related to donepezil use. J Cardiol 54: 507-511, 2009

12) Gill SS et al: Representation of patients with dementia in clinical trials of donepezil. Can J Clin Pharmacol 11: e274-e285, 2004

13) 木村武実ほか：アリピプラゾールが有効であった難治性レビー小体型認知症の3症例．精神医学　52: 575-582, 2010

14) Ohtake N et al: A possible involvement of 3-monoglucuronyl-glycyrrhetinic acid, a metabolite of glycyrrhizin (GL), in GL-induced pseudoaldosteronism. Life Sci 80: 1545-1552, 2007

15) 有田秀穂：キレる脳；セロトニン神経からの考察．小児科臨床 57 (増刊) : 1265-1272, 2004

16) 有田秀穂：リズム運動がセロトニン神経系を活性化させる．日本医事新報 4453: 38-42, 2009

17) Shiota N et al: Neural mechanisms of self-care behavior: Grooming-related changes in serotonin and dopamine in the rat prefrontal cortex. FPU J Nurs Res 6: 1-8, 2008

18) 中村美知夫：霊長類の文化．Primate Res 24: 229-240, 2009

19) 今井幸充：痴呆性高齢者の在宅服薬管理と介護負担との関連について．治療 87: 433-442, 2005

20) 磯部智代ほか：ドネペジルとガランタミンの短期・中期の認知機能維持効果の比較検討．老年精神医学雑誌 27 (増刊号 - Ⅱ) : 214, 2016

21) 木村有希ほか：アルツハイマー病患者に対するアロマセラピーの有用性．Dementia Japan 19: 1-10, 2005

22) Fujii M et al: Lavender aroma therapy for behavioral and psychological symptoms in dementia patients. Geriatr Gerontol Int 8: 136-138, 2008

23) Mizukami K et al: A randomized cross-over study of a traditional Japanese medicine (kampo), yokukansan, in the treatment of the behavioural and psychological symptoms of dementia. Int J Neuropsychopharmacol 12: 191-199, 2009

24) Ono K et al: Ferulic acid destabilizes preformed beta-amyloid fibrils in vitro. Biochem Biophys Res Com 336: 444-449, 2005

25) Yan JJ et al: Protection against beta-amyloid peptide toxicity *in vivo* with long-term administration of ferulic acid. Br J Pharmacol 133: 89-96, 2001

26) Graf E: Antioxidant potential of ferulic acid. Free Rad Bio Med 13: 435-443, 1992

27) Kim HS et al: Inhibitory effects of long-term administration of ferulic acid on microglial activation induced by intracerebroventricular injection of beta-amyloid peptide (1-42) in mice. Biol Pharmacol Bull 27: 120-121, 2004

28) Rollinger JM et al: Acetylcholinesterase inhibitory activity of scopolin and scopoletin discovered by virtual screening of natural products. J Med Chem 47: 6248-6254, 2004

29) Siqurdsson S et al: Inhibition of acetylcholinesterase by extracts and constituents from Angelica archangelica and Geranium sylvaticum. Z Naturforsch C 62: 689-693, 2007

30) 中村重信ほか：Ferulic acid と garden angelica 根抽出物製剤 ANM176™ がアルツハイマー病患者の認知機能に及ぼす影響 . Geriat Med 46: 1511-1519, 2008

31) Kimura T: A pilot study of treatment with ferulic acid and Angelica archangelica extract for cognitive impairment: effects of delay on conversion from mild cognitive impairment to dementia. 新薬と臨牀 63: 1848-1855, 2014

32) Zatta P et al: Metallothionein-I-II and GFAP positivity in the brains from frontotemporal dementia patients. J Alz Dis 8: 109-116, 2005

33) McKeith IG et al: Efficacy of rivastignine in dementia with Lewy bodies: a randomized, double-blind, placebo-controlled international study. Lancet 356: 2031-2036, 2000

34) Kimura T et al: Effect of ferulic acid and Angelica archangelica extract on behavioral and psychological symptoms of dementia in frontotemporal lobar degeneration and dementia with Lewy bodies. Geriatr Gerontol Int 11: 309-314, 2011

35) Sato S et al: A preliminary open-label study of 5-HT1A partial agonist tandospirone for behavioural and psychological symptoms associated with dementia. Int J Neuropsychopharmacol 10: 281-283, 2006

36) Wang PS et al: Risk of death in elderly users of conventional vs atypical antipsychotic medications. N Engl J Med 353: 2335-2341, 2005

37) Setoguchi S et al: Potential causes of higher mortality in elderly users of conventional and atypical antipsychotic medications. Am Geriatr Soc 56: 1644-1650, 2008

38) 菊地哲朗ほか：ドパミン D_2 受容体パーシャルアゴニスト；新規抗精神病薬アリピプラゾール . 臨床精神医学 34: 461-468, 2005

39) McKeith I et al: Efficacy of rivastignine in dementia with Lewy bodies: a randomized, double-blind, placebo-controlled international study. Lancet 356: 2031-2036, 2000

40) 平川亘：リバスチグミンの上手な使用法 . 認知症治療研究会誌 1: 71-79, 2015

41) 近藤大三，都甲崇：高齢者で特に注意すべき多剤併用 . 精神科治療学 27: 47-53, 2012

42) 遊亀誠二ほか：認知症におけるうつとアパシーの検討；4大認知症（AD, DLB, FTLD, VaD）を対象として . 老年精神医学雑誌 21 (増刊 -2) : 150, 2010

43) Karp JF et al: Rescue pharmacotherapy with duloxetine for selective serotonin reuptake inhibitor nonresponders in late-life depression; outcome and tolerability. J Clin Psychiatry 69: 457-463, 2008

44) Coupland C et al: Antidepressant use and risk of adverse outcomes in older people: population based cohort study. BMJ 343: d4551, 2011

45) 浅川仁ほか：自発性向上に塩酸アマンタジンが有効であった脳梗塞症例 . Jap J Rehabilit Med 47: 245-245, 2010

46) 岡田和悟ほか：ラクナ梗塞に伴う意欲低下に対するニセルゴリン (サアミオン®) の臨床効果〜やる気スコアによる検討〜 . Pharma Medica 24: 129-134, 2006

47) 豊田元哉ほか：脳梗塞後のアパシーに対するシロスタゾールの効果 . 脳卒中 33: 182-184, 2011

48) 木村武実：前頭側頭型痴呆の強迫・常同行動に対するパロキセチンの効果 . Pharma Medica 21: 73-77, 2003

49) Ikeda M et al: Efficacy of fluvoxamine as a treatment for behavioral symptoms in frototemporal lobar degeneration patients. Dement Geriatr Cogn Disord 17: 117-121, 2004

こぼれ話 6

Around 50の認知症予防に関する考察
（アラフィフ）

　近年、認知症予防のためのいろいろな研究が行われています。その研究をまとめると、4つのポイントがみえてきます。すなわち、①バランスのとれた栄養（きちんと三食、腹八分目、魚・緑黄色野菜主体、甘物・油物・塩分を控える）、②適度な有酸素運動（ウォーキングやジョギングなどの運動を1日30分以上・週3回以上、可能なら楽しめるもの）、③適切な睡眠（定刻起床、起床時に日光浴、可能なら昼食後の10〜20分間の昼寝）、④社会的交流の維持（家族・近隣・友人との活発な交流）などが挙げられます。仕事人間にならずに、自分の趣味を見つけて余裕ある生活を送ることが重要ですが、このような生活を実践することが果たして現実的に可能なのでしょうか。

　そこで、最近のAround 50（45〜55歳の人たち）の現実を振り返ってみます。まず、職場では責任ある仕事、質・量の高い仕事などを任され、定時に仕事が終わることはまれであり、残業、家庭や休日への仕事の持ち込みを余儀なくされています。次に、Around 50の親は70〜80代の高齢者であるため、身体疾患や認知症により介護が必要な人が多く、そうでなくても独居・同居問題で頭を悩ませなければなりません。さらに、子どもたちは思春期あるいは大学受験の年代に当たるので、彼らに関するいろいろな世話、相談、難題に直面させられます。最近では、30〜40年前には予想さえもしなかった、塾の送迎や部活の遠征への帯同までが付加されています。つまり、Around 50は仕事、家族のことで手一杯であり、自分の趣味に興じて余裕ある生活を送ることはほとんど不可能です。このように、ストレスが高く、時間に追われた生活は、過食・偏食、運動・睡眠不足になりやすく、その結果、メタボリック・シンドローム、うつ病に陥ることがしばしば見受けられます。これらは、そのまま認知症のリスクになってしまいます。

Ⅲ. BPSD の治療

こぼれ話 ⑦

口腔ケアで認知症予防

　65 歳以上の健常者で、歯がほとんどなく義歯未使用の人は、20 本以上の歯を持つ人と比較して、認知症のリスクは 1.9 倍になります（Project Psychosomatic Medicine 74: 241-248, 2012）。また、口腔衛生の不良、咀嚼能力の低下は認知症の発症を助長するといわれています（Dementia 5: 314-326, 1994）。その要因は次の 3 つが挙げられます。

1.　歯周病の慢性炎症の影響

　永久歯を失う最大の原因である歯周病は、歯茎に慢性的な炎症が起きている状態です。その炎症から生じるサイトカインは脳神経細胞を傷害します。歯周病に罹患したアルツハイマー型認知症モデルマウスは罹患していないマウスと比較すると、脳内アミロイドの量が 1.5 倍に増量し、認知機能障害も進行していました。

2.　噛めないことの影響

　ものを噛むことは、脳血流を増加させ、記憶に関係する海馬を活性化しますので、認知機能の維持には非常に重要です。

3.　食生活の影響

　満足に噛めない人は栄養障害を起こします。特に、蛋白質・ビタミン不足は認知症のリスクを上昇させます。

　したがって、歯みがき、歯間ブラシ・デンタルフロスの使用、6 カ月に 1 回の歯科受診などの継続的な口腔ケアを実践し、認知症予防を目指しましょう。

こぼれ話 ⑧

米国神経学会

　2011 年米国神経学会が 4 月 11 日から 16 日までハワイ州のホノルルで開催されました。その中で、インディアナ大学の Farlow らは、低用量ドネペジル（10mg/ 日）から高用量（23mg/ 日）に増量された 332 名を解析した結果を発表しました。増量後 1 カ月以内に消化器系副作用（嘔気 6.0%、嘔吐 4.5%、下痢 5.7%）が多くみられました。重篤な副作用として、患者の 15.1% に失神、尿路感染症、転倒が認められました。1 人の患者では、大量吐血による死亡があり、治療関連死と考えられました。以上より彼らは、高用量ドネペジルは長期服用にて新たな副作用はなく、基本的に安全であると結論づけました（Cognition and Dementia 10: 66-67, 2011）。

　これを読むと「ドネペジル増量により、このような消化器症状や重篤な副作用、死亡例も起こったのだから、とても安全とはいえない」「アルツハイマー型認知症になっても 23mg のドネペジルは服用したくない」と思うのが一般的です。それを Farlow らは「安全」と言い切っています。また、名立たる米国神経学会に参加して、Farlow らの発表を聞いていた研究者も「安全」ということに対して何も疑問を感じなかったのでしょうか。不可解を通り越して、不思議としかいいようがありません。

こぼれ話 ⑨

英国の姥捨て

　まずは、姥捨てを題材にした、深沢七郎著「楢山節考」の一節をご紹介します。

　「山に囲まれた信州のある村。今年も楢山の歌が歌いだされる季節になった。村の年寄りは七十になると楢山まいりに行くのが習わしで、六十九のおりんはそれを待っていた。孝行息子の辰平は、お供で一緒に行くのだが、気が進まず元気がない。しかし、家計を考えて年明けも近い冬の夜、誰にも見られてはいけないという決まりのもと背中に母を背負って楢山まいりへと出かけていく。辛くてもそれが貧しい村の掟なのであった。」

　姥捨ては、寒村の、それも昔の話と思っていました。ところが、1979 年、英国でサッチャー氏が政権をとり、国家負担を軽減するために、60 歳以上の慢性腎臓病患者の人工透析を禁じてしまいました。これによって、数万人の方がお亡くなりになったそうです。これは、いわゆる英国の姥捨てといえます。

　数年前に、八王子市に講演に行く機会があり、この英国の話をしました。講演の参加者はほとんど高齢者医療にかかわる先生方でしたが、ある先生は「東京都在住の方で、八王子にある私の施設にわざわざ親を入所させた人がいたけれども、これも一つの姥捨てですね」と発言され、他の先生方もうなずいていらっしゃいました。

IV. BPSDの治療連携

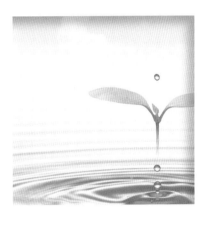

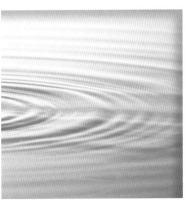

Ⅳ. BPSDの治療連携

　認知症高齢者はBPSDとともに様々な身体的疾患を合併することがあります。認知症高齢者は非認知症高齢者と比較すると、身体疾患がより重症化します。その原因として、東京都健康長寿医療センター研究所の栗田先生は、次のように記述しています[1]。第一に、認知症高齢者では、認知機能障害と生活機能障害によって、服薬管理、栄養・水分管理、安全管理などの健康保持のためのセルフコントロールが障害されています。第二に、第一の原因で生じた健康状態の悪化は、認知機能および生活機能をさらに悪化させ、BPSDの出現リスクを高め、これがさらに、セルフコントロールを障害します。このような悪循環のなかで、介護負担は増大し、介護者自身の健康・経済問題をもたらし、介護者による健康管理能力を低下させてしまいます。この健康管理能力の低下は、介護者による虐待に及ぶ恐れもあります。第三に、単身の認知症高齢者の場合には、しばしば本人の健康状態の悪化に気付いてくれる人がおらず、医療機関につなげてくれる人もいません。高齢者を継続的に見守り、必要な時に必要な支援を提供してくれるような日常生活支援が欠如した状態に置かれている場合には、救急事例化のリスクを一層高めます。このように、認知症高齢者はBPSDも身体合併症もきたしやすく、またBPSDと身体合併症がそれぞれを増悪させています。しかし、BPSDを治療する精神科病院では、内科医が常駐するところが少ないため、身体合併症の治療が困難です。内科医の先生方に呼びかけても、なかなか着任される方はいません。内科医にとっては、精神科病院で認知症患者の身体合併症を治療することに対して、やりがい、興味・関心を持ちにくいところがあるのかもしれません。一方、認知症患者の身体合併症を担当すべき総合病院では、BPSDに対する方策を持ち合わせているところが少なく、病院によってはBPSDがあるだけで治療は困難と即断されることがあります。したがって、BPSDと身体合併症の両方をスムーズに治療できる医療機関は極めて少ないわけです。このような複合的問題を抱える認知症高齢者は、その対応の困難さから、かえってサービス提供の場から排除されるという「さかさま医療の法則」（The Inverse Care Law）に代表される社会的不利に直面します[2,3]。これは、高齢生活困窮者、障害者、認知症患者、難民、少数民族など、健康が損なわれやすい不利な環境に置かれたグループや個人ほど、逆に医療サービスにアクセスできないという現実を指摘したものです。

　認知症における、この問題を打開するために、平成20年度に認知症疾患医療センターが創設され、認知症疾患の鑑別診断、BPSD・身体合併症対応、地域連携などの機能が求められてきました。前出の栗田先生は、精神科病床のある総合病院で、BPSDを精神科医が治療し、身体合併症については身体科医師が精神病床を往診して治療できるメディカル・サイカイアトリー・モデル[1]の構築

を提唱しています。しかし、BPSD と身体合併症の治療に要する時間は一般入院患者よりも長いため、在院日数が長期化します。また、あまり知られていないことですが、BPSD の治療にはある程度のスペースが必要でありハード面の課題もあります。これらのことは、総合病院の経営上の負担になります。また、BPSD の治療は認知症専門病棟でないと困難だと思います。認知症以外の疾患、例えば統合失調症、気分障害、不安障害などの患者さんと一緒の病棟ですと、スムーズに治療が進まず、患者さん間のトラブルが頻発します。これを回避するためには、精神科病棟を非認知症病棟と認知症専門病棟の 2 つに分ける必要がありますが、総合病院の精神科病床数が限られているので、なかなか難しい話です。これらを考慮すると、メディカル・サイカイアトリー・モデルの実現には財政面でのさらなる支援が必要と考えられます。

　そのためにどうしたらよいか議論されて、いろいろなモデル作りが行われ、それらを今後一つ一つ検証していく必要があります。最後に、BPSD と身体合併症の治療がうまくいっているケースを取り上げたいと思います

　愛知県のいまいせ心療センターでは、もの忘れ外来の新患数は月に 45 人程度であり、再来を含めると月に 500 人を超えます。このセンターは、常勤精神科医と非常勤神経内科医の 2 人態勢ですが、通常に予約した場合、2 週間以内に受診できることを目標にしています。それを達成するために、待機日数が増えれば常時受診枠を増やすため、月に 60 人の新来患者を診ることもあります。重度な BPSD で介護家族や施設側が対応できない場合は、入院を含めた迅速な診療態勢をとっています。このような方針を反映して、入院理由は、ほぼ全例が介護保険サービス使用下で、自宅ないし介護施設での介護困難と判断されたレベルの BPSD です。また、同センターで重篤な身体合併症が発生した場合は、同法人内の一般救急病院で、夜間、休日を問わず、法人内のホットラインで即時受診・入院治療が受けられる態勢がとられています。このセンターの水野先生は「何人もの専門医を抱えながら、医師 1 人当たり 1 週間に 1 人の新患しか診ない大規模病院もあると聞く。これは論外だろうが、1 人の医師が 1 日に 1 人の新患しか診ずに、4 カ月の予約待ちがあるのならば、4 人の患者を診る努力をして、待ち時間を 1 カ月にすべきだろう」とおっしゃっています。

　このように、いまいせ心療センターでは、患者さんを待たせることなく、月に 45 人の新来患者さんを診察し、重度の BPSD がある患者の入院治療を行い、身体合併症の患者さんも速やかに同法人内の救急病院で治療しています。このようにうまく機能している背景には、水野先生の認知症医療にかける並々ならぬ熱意、同法人内の緊密な連携・結束などがあって、どこでも可能というわけではありません。しかし、同センターは、現在の日本において認知症や BPSD の医療を構築するための重要なモデルを提供しているといえます。2016 年 6 月 6 日、オランダ、米国、シンガポール、スイス、英国などの海外の認知症に関わる医療関係者も、いまいせ心療センターの認知症病棟と認知症デイケアスマイルを視察しました。海外にも発信されている「いまいせモデル」を参考にすることにより、また施策側のさらなる支援により、わが国のどの地域でも実践可能な BPSD・身体合併症対応システムの確立が期待できます。

文献

● **第Ⅳ章　BPSD の治療連携**

1) 粟田主一：認知症患者の身体救急における問題点．精神科治療学 26: 1233-1238, 2011
2) Hart JT: The inverse care law. Lancet 1: 405-412, 1971
3) 本田　徹：認知症医療のおける一般病院の役割と今後の方向性．老年精神医学雑誌 21: 1213-1218, 2010

こぼれ話⑩

40歳以上の万引きの20%はピック病

　前頭側頭葉変性症の行動障害が目立つタイプが前頭側頭型認知症のピック型であり、従来ピック病と呼ばれてきました。ピック病の患者さんは、症状としての脱抑制のため、あるものが欲しいと思ったら抑制がかからずにすぐそれを手に入れる。その行為は傍から見ると盗み、万引きになりますが、本人にとっては、のどが渇いたから水を飲むような、ごく自然な行為なのです。

　神奈川県の50代の男性は、自宅近くのスーパーマーケットでチョコレートとカップ麺などを盗んだとして逮捕され、懲戒免職となりました。しかし、釈放後、話のつじつまが合わないことに家族が気付き、大学病院で「認知症の疑い」の診断を受けました

　東京都の50歳代の男性も、近所の文具店でボールペンや消しゴムなどを万引きし、1カ月後も同じものを盗みました。しかし、本人に盗んだという意識はなく、外出時に家族が付き添ってトラブルを防いでいます。

　奈良県の50歳代の男性は、散歩帰りに近隣の畑から毎日野菜を持ち帰るようになったため苦情が出ました。その後、ピック病の診断を受け職場を辞めました。

　このように、働き盛りの50代の方が、ピック病という変性疾患による万引きのために職場を追われ、社会的な信用も失っています。40代以上の万引きの20%はピック病が原因といわれています。したがって、中年以降の方でまじめに働いてきた人が万引きをした場合は、一度はピック病を疑ってください。特に、次のような特性、①40歳までに万引き、窃盗などの犯罪歴がない、②なぜこんなものを万引きしたか理解困難、③万引き以外に性格・行動面での変化（怒りっぽくなった、威厳がなくなった、こだわりが強くなった、食べ物の好みが変わった）などがある場合は、すぐに専門医療機関の受診をお勧めします。

IV. BPSDの治療連携

こぼれ話 11

認知症予防法により学力アップ

　東海大学体育学部の小澤治夫教授の講演を聴く機会がありました。演題は「学生の成績向上」でした。そのなかで、小澤先生は次のようなことをお話しになりました。

　①**朝食を必ず摂取**　朝食の摂食率が高い学校ほど成績がよいといわれています。ただし、パンとコーヒーだけでは不十分で、主食のほかに副食は3品以上摂取することがポイントです。朝食を摂らないと、午前中の脳の活動が高まらないようです。

　②**早寝・早起き**　最近は午前になって床に就いて、6時半過ぎに起きて朝食も摂らずにあわてて朝の課外に参加する学生がみられます。課外に出ても、ほとんど頭に入っていないと思います。遅くとも23時前に寝て、小学生は8時間、中高生は7時間の睡眠をとることが重要です。

　③**適度な運動**　部活をやる学生はやらない学生よりも成績がよいようです。運動により脳が活性化されることはもとより、時間を効率的に使う習慣が身につき、集中的な勉強が可能となります。また、よく歩くことも必要です。30～40年前の小学生は1日に15,000歩以上歩いていました。ところが、今の学生はあまり歩かなくなりました。最近は登下校の安全のために、スクールバスで送迎する学校がありますが、これは歩行の良い機会を奪っているといえます。

　④**外で遊ぶ**　自宅でテレビを観たり、ゲームをしたりするのではなく、外に出て友達と会って一緒に遊ぶことで、自主性、積極性が身につき、コミュニケーション能力も高まります。

　⑤**2～3時間の勉強**　勉強するのは当たり前なのですが、だらだらと長時間してもあまり効果は期待できません。短時間で集中して効率よい勉強を心がけなければなりません。

　この講演を聴いて、私はふと思いました。「認知症予防には、適切な栄養、睡眠、運動、人とのコミュニケーションの4つが重要だが、これらは、学生の成績向上のための①～④とまさに一致している。大人は認知症予防のためにこれらを実践するとボケないが、学生が実践すると学力アップにつながる」と。

こぼれ話 12

アミロイド米で認知症予防？

　アルツハイマー型認知症（AD）では、アミロイドβ蛋白質（アミロイド）が神経細胞のシナプスを攻撃するため、神経細胞が機能不全をきたして消失していくことにより認知機能障害をきたすという「アミロイドカスケード仮説」が提唱され、これに基づき AD 治療薬の開発が行われてきました。しかし、脳内のアミロイドを除去する AD 治療薬の治験がことごとく失敗に終わりました（まだ治験中もありますが）。アミロイドにより多くの神経細胞が消失して AD を発症した時点での治療は意味がないということを、筆者は 2009 年に提唱しましたが（精神医学 51: 275-281, 2009）、それがだんだんと浸透してきたようです。

　東京大学理学部生物学科の石浦先生は、薬剤やワクチンではなく食事で AD を防ぐ研究に着手しました。まずは、アミロイドを作る遺伝子を組み換え技術で導入したアミロイドピーマンを作製し、この青葉ジュースを飲むと AD 予防効果があることをマウスの実験で明らかにしました。ここで、石浦先生は、ピーマン青葉ジュースよりももっと手軽に摂取できるものとして、アミロイド米の開発を思いつきました。独立行政法人東北農業研究センターと共同研究を行い、アミロイド米を作製し、マウスを使って脳内のアミロイドを減らす作用を確認しています（Vaccine 29: 6252-6258, 2011）。今後は、アミロイド米によるマウスの認知症予防効果を明らかにし、そしてヒトにおける治験で予防効果を確立する必要があります。ただし、認知症の治療効果は 3 カ月の治験でも確認できますが、健常者に対する予防効果となると 5 年あるいは 10 年単位の治験となりますので、予防効果を確立するためにはかなりの年月が必要です。また、第 I 章で言及したように、アミロイドには免疫機能に関与するという重要な生理学的機能がありますので、長期間のアミロイド米の摂取による副作用も気になります。そのためには、アミロイドを除去するのではなく、適切なレベルまでアミロイドを減少させることが重要になります。これらの課題を克服できれば、アミロイド米の開発は、現在の絶望的な AD 治療薬の開発に比べると、今後の展望が開けそうです。

エピローグ

　プロローグの山田さんが調子を悪化させた原因は、すでにおわかりになられたと思います。この状態の山田さんが来院された場合は、読者のみなさんはどうされますか。おそらく、みなさんがお考えになったことが正解です。それによって、山田さんは、不眠、イライラ、暴言、暴力などの BPSD が消失して、身の回りのことはできるようになり、現在は週に 3 回の通所リハビリテーションに元気に参加されています。うつ状態であった奥様も元気になられ、週に 1 回のヨガ教室とアロマセラピースクールに通っていらっしゃいます。

もの忘れ外来問診票

氏名：

Ⅰ．おかしいなと思われたのはいつからですか。ひどくなった時期ではなく、少しでもおかしいと感じた時期です。

約＿＿＿＿＿＿年＿＿＿＿＿＿カ月前

Ⅱ．今までに下記の症状が出たことがありますか。あるものすべてに○をつけてください。

1.（　　）ものの置き忘れやしまい忘れが非常に目立つ
　（　　）同じことを何回も言ったり聞いたりする
　（　　）約束を全く忘れる
2.（　　）月日がわからない　　　　　　　（　　）時間がわからない
3.（　　）自動販売機にお金を入れられない（　　）服のボタンが留められない
　（　　）服がちゃんと着られない　　　　（　　）洗濯機、掃除機が使えなくなった
　（　　）慣れた道に迷う　　　　　　　　（　　）台所やトイレの場所がわからない
　（　　）料理が下手になった　　　　　　（　　）家事や仕事がさばけなくなった
　（　　）ひとりで買い物ができない
4.（　　）盗まれたと騒ぐ　　　　　　　　（　　）浮気をしていると騒ぐ

Ⅲ．今までに頭の検査（CT、MRI）をしたことがありますか。

1.ない
2.ある　→　いつ頃＿＿＿＿＿＿＿＿＿＿
　　　　　　どこの病院で＿＿＿＿＿＿＿＿＿＿＿＿
　　　　　　医者からどう言われましたか＿＿＿＿＿＿＿＿＿＿＿＿＿＿＿

Ⅳ．いま、最も困っていらっしゃることは何ですか。

Ⅴ．ご本人に病名の説明をしますか。

「レビー小体型認知症」診断のためのチェックリスト

該当するものにはすべて○をつけてください。

1. 幻視
   - （　　）夜になると「知らない人が家に入ってくる」と言う
   - （　　）何もないところを指差して「そこに誰かいる、何かがいる」と言う
   - （　　）「リビングに子どもがいる」と言って、お菓子やお茶を準備する
   - （　　）あらぬ方向を向いて独り言を言う

2. パーキンソニズム
   - （　　）からだの動きが遅くなる
   - （　　）転びやすくなる
   - （　　）前かがみになる
   - （　　）歩幅がせまくなる

3. 認知機能の動揺
   - （　　）普段できていることが時々できない
   - （　　）家族を時々間違える
   - （　　）いつもわかるトイレの場所が時々わからなくなる
   - （　　）いつもできる薬の管理が時々できなくなる

4. レム睡眠行動障害
   - （　　）眠っている時に大声の寝言や叫び声がある
   - （　　）眠っている時に体をよく動かす
   - （　　）夜間、眠っているのに起きて歩くことがある

5. 誤認妄想
   - （　　）すでに亡くなった人が「生きている」と言う
   - （　　）自宅にいるのに夕方になると「家に帰る」と言う
   - （　　）まだ戦時中と思っている
   - （　　）まだ学生時代と思っている
   - （　　）まだ育児中と思っている
   - （　　）まだ働いていると思っている

6. 自律神経症状
   - （　　）立ちくらみがある
   - （　　）便秘薬を飲まないと出ない
   - （　　）異常に汗をかく

「前頭側頭葉変性症」診断のためのチェックリスト

該当するものにはすべて○をつけてください。

1. 性格変化
    (　　) 怒りっぽい
    (　　) 威厳がなくなる
    (　　) 子どもっぽい
    (　　) 理由もないのにニコニコしている
    (　　) 我慢ができない
    (　　) 待てない
    (　　) 周囲の者に対する配慮がない
    (　　) お金をすぐに使ってしまう
    (　　) お金を簡単にだまし取られる

2. 非社会的行動
    (　　) 万引きをする
    (　　) 盗む
    (　　) 異性に過剰に接近したり、さわったりする
    (　　) 放尿
    (　　) 運転中に急ブレーキ、急発進、急な進路変更が目立つ
    (　　) 運転時に交通ルールを守らない

3. 常同行動
    (　　) 昔話・自慢話などの同じ話を1日に何回も繰り返す
    (　　) 同じ身体的な訴えを1日に何回も繰り返す
    (　　) 予定を1日に何回も確認する
    (　　) 1日に2回以上、決まった時刻に散歩する
    (　　) 決まった時刻に決まったことをする（たとえば、7時に朝食、8時に新聞読み、
    　　　　 8時半にテレビ、9時に散歩、9時半に草取り、…）
    (　　) 1日に何回もつばを吐く
    (　　) 季節が変わっても同じ服を着ようとする

4. 食行動異常
    (　　) 以前よりたくさん食べるようになる
    (　　) 水やお茶をたくさん飲むようになる
    (　　) アルコールをたくさん飲むようになる
    (　　) 甘い物を好むようになる
    (　　) 味が濃いものを好む（しょうゆ、ソース、塩をたくさんかける）

（「前頭側頭葉変性症」診断のためのチェックリストのつづき）

（　　）コーヒーに砂糖をどんどん入れる

（　　）盗み食い

（　　）隠れ食い

（　　）食べ物でない物を食べる、あるいは口に入れる

（　　）毎日、ある決まった食べ物や料理を食べる（朝食は必ず卵ごはんとか）

（　　）手づかみで食べる

（　　）ごはんもおかずもすべてビビンバのように混ぜて食べる

（　　）変な食べ方をする（ごはんにコーヒーをかける、すいかに砂糖をかける）

5．アパシー

（　　）料理を作っていたのに、最近作らなくなった

（　　）新聞、テレビを観なくなる

（　　）ゴロゴロと寝てばかりいる

（　　）身だしなみを気にしない

（　　）歯磨き・入浴を面倒くさがる

（　　）外出しなくなる

（　　）知人とも会おうとしない

6．言語障害

（　　）言葉が出にくくなる

（　　）「これ」、「あれ」、「それ」が多くなる

（　　）こみ入った話がわからない

（　　）周りの人の言うことがあまり理解できない

（　　）言葉の意味がわからない

（　　）スムーズにしゃべれない

▶あ

アカシジア	54, 55, 109
アクチベーション・シンドローム	110
アスピリン	47
アセチルコリン	45
減少	16
アセチルコリンエステラーゼ阻害薬	94
アパシー	33, 34, 42, 96, 104, 110
アマンタジン	44, 110
アミトリプチリン	45, 52
アミロイドカスケード仮説	22, 93
アミロイドβ蛋白質	22
アリピプラゾール	86, 100, 101, 102
アルツハイマー型認知症	20, 110
治療薬（第二世代）	103
アルプラゾラム	51
アロマセラピー	87, 90, 92

▶い

意識障害	55
易怒	44
イトラコナゾール	107
いまいせモデル	121
意味性認知症	31
イミプラミン	52
インドメタシン	52

▶う

うつ状態	28, 108

▶え

H₂ブロッカー	16, 50
ADL低下	60
易変	97
エスシタロプラム	108
エチゾラム	15, 51
エピソード記憶	80
エリスロマイシン	107
嚥下障害	83

▶お

嘔気	58
横紋筋融解症	91, 92
オランザピン	53, 92

▶か

介護・環境要因によるBPSD	61
介護抵抗	42
概日リズム	63
ガバペンチン エナカルビル	46
カフェイン	62
ガランタミン	48, 103, 107
患者・介護者関係	64

▶き

規則正しい生活	64
Kitwoodの公式	79, 84
嗅覚障害	21, 28
QT延長	52, 55
拒食	83
起立性低血圧	52, 83
筋弛緩薬	50, 54

▶く

クアゼパム	51
クエチアピン	51, 101
グルーミング	88, 89
クロザピン	50
クロナゼパム	46
クロニジン	53
クロミプラミン	52

▶け

軽度認知障害	93
血管性疾患	20
幻覚	42
幻視	26, 83
幻聴	29
減量	100

▶こ

抗アレルギー薬	56
抗うつ薬	45, 50, 86
抗潰瘍薬	50
口渇	52
攻撃（性）	42, 46, 96, 97
抗コリン作用	16, 52
抗コリン薬	50, 54
抗コリン・リスクスケール	55
甲状腺機能低下症	17
抗精神病薬	50, 86, 98
向精神薬	50
抗てんかん薬	50
後頭葉	10
抗パーキンソン病薬	50
抗ヒスタミン薬	44, 50, 53
抗不安薬	15, 86
高齢者の心理状態	39
高齢者の注意（回避・慎重投与）すべき薬剤	
	16, 50, 51, 52, 53, 54
呼吸のリズム運動	88
こだわり	80
誤認	29, 42, 83
米ぬか由来のポリフェノール	93

▶さ

細胞体	10
さかさま医療の法則	120
三環系抗うつ薬	56, 108

▶し

児戯性	111, 112
嗜銀顆粒性認知症	97
軸索	10
時刻表的生活	65, 80
示唆的症状（レビー小体型認知症）	28
ジスキネジア	55
周辺症状	14
樹状突起	10
消化器症状	104
消化性潰瘍	16
焦燥	97

常同行動	33, 80
食行動障害	33, 34, 59
異食	59
多飲	59
盗食	59
食事管理	58
食用ハーブ	93
食欲低下	52, 83
徐脈	48
自律神経症状	82
シロスタゾール	110
神経原線維変化	20
神経細胞の構造	10
神経伝達物質	10
進行性核上性麻痺	31
進行性非流暢性失語症	31
身体合併症	83
身体的疾患	120
身体的要因によるBPSD	57
心理教育	66
心理検査	40

▶す

睡眠障害	42, 64
睡眠薬	63
スルピリド	49, 53

▶せ

性格変化	33, 80
生活機能障害	120
生物学的治療	86, 87
セネストパチー	109
セルトラリン	54, 108, 110
セルフコントロール	120
セレギリン	52
セロトニン	62
—作動性	96
—の生理的活性化	88
セロトニンノルアドレナリン再取り込み阻害薬	
	109
選択的セロトニン再取り込み阻害薬	108
前頭・側頭葉の萎縮	112

前頭側頭葉変性症·············31，80，110
　　—の診断基準·····················33
せん妄·································45
　　過活動型—·······················45
　　低活動型—·······················45

▶そ
掻痒感·································58
咀嚼のリズム運動·····················88
ゾルピデム·····························51

▶た
体感幻覚·······························29
大脳···································10
タクティールケア·····················89
タンドスピロン····················87，97

▶ち
チアプリド····························100
チトクローム P450（CYP）···········107
遅発性ジスキネジア···················54
注意障害·······························83
中核症状··························14，42
中枢神経刺激薬·······················54
貼付剤···························90，107
治療抵抗性·····························92
治療連携·····························120
鎮静···································52

▶て
定型抗精神病薬····················86，98
低ナトリウム·························54
手続き記憶·····························81
デュロキセチン·········53，109，111，112
電解質のチェック·····················54
転倒······························54，83

▶と
疼痛···································58
糖尿病性ケトアシドーシス··········50，54
特発性正常圧水頭症···················17

ドネペジル
·············46，47，48，49，50，86，107，110
ドパミン·························55，99
トリアゾラム·························51
取り繕い·······························40
トルテロジン·························57

▶な
治る認知症·····························15
ナラティブケア·······················84

▶に
におい·································91
　　—の治療·························92
　　親和性···························92
ニセルゴリン·························110
日光浴·································88
ニトラゼパム·························51
認知機能検査·························40
認知機能低下······················52，54
認知機能の動揺·······················26
認知症患者さんへの接し方·············73
認知症患者数·························12
認知症ケアの原則·····················72
認知症の症状······················13，14
認知症の分類·························20
　　血管性疾患·······················20
　　変性疾患·························20

▶の
脳幹···································10
脳血管性認知症·······················25
　　限局梗塞型·······················25
　　多発梗塞型·······················25
　　皮質下血管性·····················25
脳腫瘍·································60
脳の構造と働き·······················10
ノルアドレナリンα1··················99
ノルアドレナリン作動性・特異的セロトニン作
　動性抗うつ薬·······················109

索引

▶は

パーキンソン症状	26, 83, 102
パーソン・センタード・ケア	79
肺炎	57
徘徊	42
長谷川式簡易知能評価スケール（改訂）	20, 46
バルビツール系（睡眠）薬	51, 54
ハロキサゾラム	51
パロキセチン	54, 108, 109
ハロペリドール	86

▶ひ

非社会的行動	32
ヒスタミン1	99
ピック病	31
非定型抗精神病薬	86, 98
皮膚症状	107
頻尿	57

▶ふ

ファーストチョイス	98, 101, 103
ファモチジン	16
不安	42, 110
フェルラ酸・ガーデンアンゼリカ抽出物	87, 93, 110
不穏	97
副症状（レビー小体型認知症の）	28
服薬管理	58
不整脈患者	55
不眠	110
プラミペキソール	46
フルニトラゼパム	51
フルボキサミン	109, 111
フルラゼパム	51
ブロチゾラム	51
プロトンポンプ阻害薬	16
ブロナンセリン	86
プロピベリン	45, 49

▶へ

米国神経学会の安全性	118

▶ほ

併用薬	107
変性疾患	20
ベンゾジアゼピン系	50, 86, 96
便秘	52, 59, 82

▶ほ

膀胱炎	16, 57
歩行障害	54
歩行のリズム運動	88

▶ま

マッサージ	89
慢性硬膜下血腫	17, 60

▶み

ミルタザピン	108, 109
ミルナシプラン	53, 109, 110

▶む

無顆粒球症	50
霧視	52
ムスカリン性アセチルコリン1	99
むずむず脚症候群	46

▶め

メチルドパ	53
メディカル・サイカイアトリー・モデル	121
メトクロプラミド	55
メマンチン	48, 103, 110
メラトニン	62, 63

▶も

妄想	28, 42
もの盗られ妄想	64

▶や

薬剤性BPSD	43
薬剤の相互作用	107
優しい安全な抗精神病薬	99

▶よ

抑うつ……………………………………42
抑肝散……………46, 48, 83, 86, 100
四環系抗うつ薬……………………108

▶ら

ラベプラゾール……………………………16
ラベンダーエッセンシャルオイル…90, 91, 92
ラメルテオン……………………………51

▶り

リアリティ・オリエンテーション………74
リスペリドン……………………………103
理にかなったケア………………………75
リバスチグミン貼付剤
………48, 90, 103, 105, 106, 107, 110
緑茶………………………………………62
リルマザホン……………………………51

▶る

ルーチン化療法…………………………81

▶れ

レセルピン………………………………52
レビー小体型認知症…………20, 26, 82, 108
レボメプロマジン………………………86
レム睡眠行動障害…………………28, 83

▶ろ

老人斑……………………………………22
ロラゼパム………………………………51
ロルメタゼパム…………………………51

▶わ

ワンパターン生活………………………81

▶欧文

AD……………………………………20, 110
BPSD…………………………………14, 38
　　介護・環境要因による—………………61
　　原因……………………………………43
　　症状……………………………………42
　　身体的要因による—…………………57
　　心理社会的アプローチ………………72
　　生物学的原因…………………………70
　　生物学的治療…………………………86
　　頻度……………………………………42
　　薬剤性—………………………………43
brief smell test（BST）………………21
CYP2D6…………………………………107
CYP3A4…………………………………107
DLB……………………………20, 26, 82, 108
FTD……………………………………31, 32
FTLD…………………………………20, 31
　　-FUS……………………………………31
　　-TAU……………………………………31
　　-TDP-43…………………………………31
MMSE……………………………………38
NaSSA……………………………………109
NPI……………………………………46, 70
PNFA…………………………………31, 32
SD………………………………………31, 32
SNRI…………………………………53, 109
SSRI…………………………………53, 108
VD………………………………………20, 25
ZBI………………………………………46

<著者略歴>

木村 武実　（きむら たけみ）　昭和 33 年 7 月 30 日生

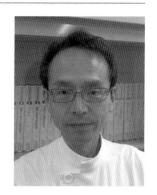

昭和 59 年　　　　宮崎医科大学医学部卒業
昭和 59 年 6 月　　熊本大学医学部神経科精神科研修医
昭和 61 年 4 月　　宮崎県立宮崎病院精神科研修医
昭和 62 年 4 月　　熊本大学大学院医学研究科入学
平成 3 年 3 月　　 熊本大学大学院医学研究科卒業
平成 3 年 4 月　　 国立療養所菊池病院臨床研究部研究員
平成 8 年 4 月　　 熊本大学医学部附属病院神経科精神科助手
平成 14 年 7 月　　同講師
平成 15 年 9 月　　医療法人明和会東家病院副院長
平成 18 年 4 月　　医療法人明和会くまもと悠心病院副院長（病院名変更のため）
平成 19 年 4 月　　独立行政法人国立病院機構菊池病院臨床研究部長
平成 25 年 4 月　　独立行政法人国立病院機構菊池病院副院長
平成 26 年 7 月　　独立行政法人国立病院機構菊池病院院長
平成 27 年 4 月　　熊本大学医学部医学科臨床教授（併任）

●学位
　　医学博士

●専門分野
　　老年精神医学

●所属学会
　　日本精神神経学会（専門医・指導医）、日本老年精神医学会（専門医・指導医）、
　　日本認知症学会

●各種活動
　　精神保健審判医、熊本県精神科病院審査委員

認知症　　症例から学ぶ治療戦略

BPSD への対応を中心に

2012 年 8 月 1 日　　初版発行
2017 年 4 月 10 日　　改訂版第 1 刷発行

著　者　木村 武実
発行人　宮定 久男
発行所　有限会社フジメディカル出版
　　　　大阪市北区同心 2-4-17　サンワビル 〒530-0035
　　　　TEL 06-6351-0899 / FAX 06-6242-4480
　　　　http://www.fuji-medical.jp
印刷所　奥村印刷株式会社

Ⓒ Takemi Kimura, printed in Japan 2017
ISBN978-4-86270-161-9

- [JCOPY] ＜㈳出版者著作権管理機構 委託出版物＞
  本書の無断複製は著作権法上での例外を除き禁じられています。
  複製される場合は，そのつど事前に，㈳出版者著作権管理機構
  （電話 03-3513-6969, Fax 03-3513-6979, e-mail: info@jcopy.or.jp）
  の許諾を得てください。
- ＊乱丁・落丁はお取り替えいたします。
- ＊定価は表紙カバーに表示してあります。